三部六法治紫癜

主 编　雷根平

副主编　于航星　冯　喆

U0201089

全国百佳图书出版单位

中国中医药出版社

·北 京·

图书在版编目（CIP）数据

三部六法治紫癜/雷根平主编. —北京：中国中
医药出版社，2023.3
ISBN 978-7-5132-7940-6

Ⅰ.①三… Ⅱ.①雷… Ⅲ.①紫癜-中医治疗法
Ⅳ.①R255.7

中国版本图书馆 CIP 数据核字（2022）第 226375 号

中国中医药出版社出版

北京经济技术开发区科创十三街 31 号院二区 8 号楼
邮政编码 100176
传真 010-64405721
保定市西城胶印有限公司印刷
各地新华书店经销

开本 880×1230 1/32 印张 5 字数 79 千字
2023 年 3 月第 1 版 2023 年 3 月第 1 次印刷
书号 ISBN 978-7-5132-7940-6

定价 35.00 元
网址 www.cptcm.com

服 务 热 线 010-64405510
购 书 热 线 010-89535836
维 权 打 假 010-64405753

微信服务号 zgzyycbs
微商城网址 https：//kdt.im/LIdUGr
官 方 微 博 http://e.weibo.com/cptcm
天猫旗舰店网址 https://zgzyycbs.tmall.com

内容提要

　　过敏性紫癜是临床多发病、常见病，而且发病率逐年升高。虽然经规范治疗，大多患者预后良好，但部分患者因为激素或细胞毒类药物的副作用，或因为病情的反复发作，致使病程迁延，甚至发展为紫癜性肾炎，从而引起患者及家属焦虑不安，努力寻求中医药治疗。本书详细介绍作者从医 30 年来总结的三部六法治疗紫癜的宝贵经验。

　　全书分为六章，详细介绍了中西医对紫癜的认识和辨治、三部六法的概念和应用，以及"六法"的适应证、临床应用、代表方药等。

　　本书丰富了过敏性紫癜及紫癜性肾炎的中医药治疗方法，为其发病机制和临床诊治提供了理论依据，适用于广大医务工作者，尤其基层医务工作者。

皮　序

不断总结临证自身实践经验与收获，取其精微，予以发挥，并撰写成册，是传承发展，整理提高，守正创新之必由；是支持名医成长，后辈借鉴之舟帆；也是每位现代中医人的时代使命与责任，实乃对中医药事业真诚有益！

《三部六法治紫癜》一书的付梓出版，可谓是此意一举，可喜可贺！

是书"三部"：咽喉病、下肢病、全身病，确为该病证临床多见多发部位，"三部"提纲挈领，指导治紫癜病有力有益，恰到好处；随之而出"六法"，切合临证辨治法则；用药心悟特色明显，金荞麦、黄芪、紫草三味药物的应用，颇具"用兵"之深意！

谨致上叙数言，期盼"百尺竿头更上一层楼"，并以为序。

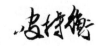

壬寅虎年（2022）于南昌

自　序

古人云：道阻且长，行则必至。

过敏性紫癜是临床多发病、常见病，而且发病率逐年升高。虽然经规范治疗，大多患者预后良好，但部分患者因为激素或细胞毒类药物的副作用，或因为病情的反复发作，致使病程迁延，甚至发展为紫癜性肾炎，从而引起患者及家属焦虑不安，努力寻求中医药治疗。

30年前，我刚刚走出大学校门时，在临床上遇到过敏性紫癜，尤其是紫癜性肾炎，其治疗大都严格按照四诊辨证，参用经方进行。工作了一段时间后我发现，此病的治疗思路总不离血热、阴虚、心脾两虚等，采用的多为清热凉血、滋阴清热、补益心脾等法。汇总评估治疗效果，或有效或不效，且以不效居多，为此颇为沮丧。

记得一年初秋，一位家长经人介绍带患儿到我办公室就诊。在我处方时，家属说："我这孩子的病很奇怪，每遇天阴下雨就反复或加重。"此话一下提醒了我：天阴下雨，湿邪为重。于是，我再观察患儿舌苔，发现前、中、后均腻，显示湿邪作祟。遂处三仁汤、四逆散，合祝谌予教授治疗一切过敏性疾病的通用方，顿感找到了治疗思路。果然，患儿家长报来喜讯，称药到病除，症状完全消失；更没想到的是，对患儿进行复检后，发现尿蛋白也完全正常了。

此例治疗经验，引发我对过敏性紫癜及紫癜性肾炎进行了深入探讨。细究此病，儿童多发，以双下肢皮肤病变占绝大多数。《黄帝内经》讲："伤于湿者，下先受之。"因而断定此病以湿邪为主要病机，以皮肤过敏为突出症状，故治疗亦以除湿为要，以抗过敏为先。在长期的临床诊疗活动中，自己不断摸索，反复实践，逐渐形成了"三部六法"治疗过敏性紫癜的特有方案，并结合临床创制了抗敏除湿汤、芪地固肾方，辨证化裁使用，疗效显著、稳定，且常有意外收获。

30年来，临床应用"三部六法"方案治疗过敏性紫癜（包括紫癜性肾炎），经治患者数以千计，不仅获得满意效果，有效抑制激素类和细胞毒类药物的副作用，且可以让患者不必忌口，尤其不必"三白"食物（白米饭、白馒头、白开水），大多患者随着过敏性紫癜疾病的治愈，对原来过敏的过敏原不再过敏。

　　虽点滴经验，不敢私藏。念其有利于解决临床问题，今不揣冒昧，公之于众，希望有助于同道，健康于患者。

　　　　　　　　　　　　　　　　　雷根平

　　　　　　　　　　　　　　　壬寅初秋于咸阳

目　　录

第一章

西医学对紫癜的认识和诊断治疗

第一节　紫癜的概念及发病机制

一、回顾与定义

1. 过敏性紫癜

1801 年，Heberden 描述了一名 5 岁男孩患有腿部瘀斑、黑便、腹痛、呕吐及尿隐血。1837 年，许兰（Schönlein）首次报道除皮肤瘀点外尚有关节症状，并且称其为风湿性紫癜。1874 年，亨诺（Henoch）描述了本病伴有严重的腹痛及黑便等胃肠道症状，此后许多学者将几种症状联系起来，命名为亨诺 – 许兰综合征（Henoch – Schönlein purpura，HSP）。Osler 于 1900年指出其发病机制是由于机体遇到某些致敏物质从而导致毛细血管的通透性及脆性增加，并将疾病的血管表现归咎于过敏反应，所以又称此疾病为过敏性紫癜或出血性毛细血管中毒症，并沿用至今。

2. 过敏性紫癜肾炎

过敏性紫癜肾炎（Henoch – Schönlein purpura nephritis，HSPN），又叫紫癜性肾炎，是过敏性紫癜并

发症中危害最大的一种类型。其在早期一般没有明显的临床症状，发病较为隐匿，患者很容易贻误病情，得不到及时有效的诊治，而当患者感到身体的变化和症状显现时往往病情严重，甚至威胁患者的生命。

二、病因

过敏性紫癜（HSP）可由多种因素引起，但直接致病因素目前仍在探索研究中，难以确定。

1. 感染

感染是过敏性紫癜最常见的病因，约占 24%。感染细菌包括了溶血性链球菌、金黄色葡萄球菌（S. aureus）、幽门螺杆菌（HP）、肺炎支原体（MP）等。近年来发现，乙肝病毒、EB 病毒、微小病毒 B19 感染后均可致病。部分过敏性紫癜患者病原体检查中发现 A 组溶血链球菌（GAS），且在其肾活检组织中发现了链球菌 IgA 抗原沉积，提示链球菌可能是过敏性紫癜的诱因。有研究发现，过敏性紫癜肾炎患者病原学检查中发现 HP 的感染率明显升高，且腹型过敏性紫癜的检出率更高。

临床表明，明确感染 HP 的紫癜患者，辅以规范的抗 Hp 治疗，Hp 转阴后，患者消化道症状消失，蛋白尿定量下降。感染 MP 主要通过呼吸道传播。发生感染后，MP 引起机体免疫功能紊乱从而诱发过敏性紫癜，这也是此病复发的重要原因。寄生虫感染也是致病因素之一，以蛔虫最为常见。寄生虫的代谢产物或其幼虫死亡后释放的异体蛋白可引起机体的过敏反应，进而导致 HSP 的发生。

2. 药物

由药物引发的 HSP，常出现在应用此类药物治疗某种原发病的过程中。如异烟肼、雷尼替丁、水杨酸类制剂、血管紧张素转换酶抑制剂等均有引起 HSP 的报告。作为预防接种的药物如流感疫苗、乙肝疫苗、狂犬疫苗、流脑疫苗、卡介苗、麻疹 - 腮腺炎 - 风疹疫苗等也可能诱发 HSP。此外，常用的抗生素（青霉素、链霉素、氯霉素、红霉素、磺胺类）、镇静剂（苯巴比妥、水合氯醛、甲丙氨酯、三氟拉嗪）、激素类药物（人工合成雌激素、丙酸睾酮、胰岛素）以及金、砷、铋、汞等金属元素皆能诱发此疾病。

3. 食物

生活中多种食物可能引起过敏反应。食物中某些蛋白片段可成为过敏原，过敏原进入消化道后，使肠道稳态平衡失调，导致免疫细胞产生异常细胞因子，诱发过敏反应，食入性过敏原以海鲜（7.1%）、牛奶（5.3%）、鸡蛋（4.1%）过敏者最多，均为蛋白丰富的食物。

4. 遗传

遗传学目前发现，HSP 发病可有家族聚集性，故推

测遗传因素在该病中的作用不可忽视。目前，HLA −
DQA1、HLA − B35、AGTM235T、ACE I/D 多态性、家
族地中海基因型等可能是 HSP 的易感基因。

5. 其他因素

HSP 在发病上有明显的季节差异，冬季是发病的高
峰。此外，外伤、花粉、蚊虫叮咬、更年期，甚至精神
因素都可致病。

三、发病机制

过敏性紫癜的发生是一个综合而复杂的过程。感
染、气候、食物等均可使免疫复合物积聚在靶器官
（皮肤、胃肠道、肾脏、关节）的毛细血管及动、静脉
中，造成免疫异常而引发本病。目前认为，过敏性紫癜
肾炎主要为体液免疫、细胞免疫、炎性递质、凝血机
制、遗传等一种或多种因素联合致病，其确切发病机制
尚未阐明，仍待进一步研究。

免疫异常在过敏性紫癜的发生发展中起到关键作
用。致敏原进入机体后与体内蛋白质结合成为抗原，抗
原刺激分布于呼吸道、消化道黏膜和扁桃体等处的浆
细胞，使其产生特异性抗体 IgE，IgE 以 Fc 片段与肥大
细胞（位于血管周围、消化道、呼吸道黏膜）和嗜碱
性粒细胞表面的 Fc 受体相结合，形成致敏状态。当相

同致敏原再次进入机体时，致敏原与 IgE 结合并发生反应，激发了细胞内一系列酶反应，使细胞释放组胺和慢反应物质（SRS－A），还能使血浆 α2 巨球蛋白（α2－macroglobulin）释放激肽，此外还能使副交感神经兴奋性增加，释放乙酰胆碱。组胺、激肽、SRS－A 及乙酰胆碱均可作用于血管平滑肌，致小动脉及毛细血管扩张，血管通透性增加，血浆和红细胞渗出，引起皮肤、黏膜及内脏出血和水肿。

当致敏原进入机体可刺激浆细胞产生 IgG、IgM 和 IgA。抗体与相应抗原结合成抗原－抗体复合物，形成两种不同形式的复合物：抗原的分子比例超过抗体时产生可溶性复合物。该复合物能够在血液中停留较长时间且不易被吞噬细胞清除，促使血小板和嗜碱性粒细胞释放组胺及 5－羟色胺，导致血管壁的通透性增加。IgA 是人体含量最丰富的免疫球蛋白，并且主要与黏膜免疫防御有关。IgA 有 IgA1 和 IgA2 两个亚型。黏膜抗原刺激浆细胞产生多聚 IgA（pIgA），pIgA 再穿过上皮细胞运输到黏膜的黏液中，当与分泌成分结合后被释放形成分泌型 sIgA。而循环中 IgA 来源于骨髓，以单聚 IgA1（mIgA）为主，可通过正常 IgA1 分子与肝细胞唾液酸糖蛋白受体和 Kupffer 细胞 Fcα 受体结合被降解和清除。1/3 HSP 患者血清中 IgA 水平升高，mIgAH 和 pIgA 也均升高。IgA1 和 IgA2 之间的一个重要区别涉及重链的铰链区和其中的糖基化位点。IgA1 在重链的 CH1 和 CH2 域之间包含富含脯氨酸的铰链区，它由 18 个氨基酸组成，其中 5 个是 O - 连接的糖基化位点，基本结构是与丝氨酸或苏氨酸 O - 连接的 N - 乙酰半乳糖胺（GalNAc）。寡糖链通常通过在与 GalNAc 的 β1 - 3 连接中添加半乳糖（Gal）以及在与 Gal 的 α2 - 3 连接中或与 GalNAc 的 α2 - 6 连接中具有一个或两个唾液酸残基来延长。因此，几种糖型是可能的，并且确实在 IgA1 铰链区的 O - 糖基化中存在一些异质性。IgA2 分子不包含重链铰链区，因此也没有 O - 连接的寡糖。实际上，除 IgD 以外，IgA1 是唯一包含 O - 连接寡糖的免疫球蛋白同种型，IgA1 可能在 HSP 的发病中起到关键作用，其集中在 HSP 以及免疫球蛋白 A 肾病（IgAN）中 IgA1 的铰链区糖基化。HSP 和 IgAN 中 IgA1 异常糖基化的机制仍不清楚。HSP 通常在呼吸道感染之前或伴随呼吸道感染，许多常见的细菌和病毒病原体会产生唾液酸酶（神经氨酸酶）。

补体的活化被认为是 HSP 中组织损伤的重要因素。在 HSP 患者中发现了皮肤和肾小球中的补体成分或血浆中补体的分解产物。IgAN 和 HSP 患者的肾小球沉积物中发现 C3 和备解素。1975 年，史密斯（Smith）等人报道了 HSP 肾炎患者的血清抑制了正常人淋巴细胞抗体和补体（EAC）玫瑰花结形成的红细胞，并推测其循环中可能存在活化的 C3 片段。补体系统清除含 IgA 的复合物的缺陷清除在 IgAN 或 HSP 的发病机理中起作用。对于肝清除含有 C3b 的可溶性免疫复合物，必须先将其与红细胞补体受体 - 1（CR1）结合，然后才能将其转运至肝脏。

此外，C4 缺乏被认为是 HSPN 的危险因素，可能代表清除机制存在缺陷。此外，McLean 等指出具有 C4 纯合无效表型的个体易患 HSP 肾病。有研究报道了 HSP 患者的乳头真皮和乳头下真皮丛的血管壁中 C5、C6、C7、C8、C9 和具有细胞溶解活性的 C5b - 9 复合物［膜攻击复合物（MAC）］的沉积，表明 MAC 通过补体激活可能是血管内皮细胞损伤的原因，在肾脏活检组织的肾小球系膜区和内皮细胞中检测到长补体相关蛋白内皮穿透素 3（PTX 3），并提出了 PTX3 在调节 IgAN 或 HSPN 中肾小球损伤中的潜在作用。然而，PTX3 与补体激活的经典途径有关。在一些 HSP 患者中报道，尽管血清 C3 或 C4 含量较低，但 HSP 的血清 C3 和 C3 ~ C9 溶血滴度正常或升高。此外，血清 C1、C4 和 C2 滴度和 CH50（血清总补体活性）是正常的。

Th17 细胞和 Treg 细胞作为近年来新发现的 T 细胞亚群，分别起着促进和抑制免疫炎症反应的作用，这两种功能相互拮抗的细胞之间比例的失衡是多种疾病尤其是炎性疾病和自身免疫性疾病发病的关键因素。Th17 细胞是 T 辅助细胞的新子集，通过产生某些细胞因子（例如 IL－6 和 IL－17）在自身免疫疾病的发展中发挥关键作用。IL－17 是一种有效的炎性细胞因子，可促进趋化因子和炎性细胞因子（包括 IL－1，细胞黏附分子和其他炎性因子）的表达。$CD4^+$、$CD25^+$ Treg 细胞是由 5% ~10% 的外周 $CD4^+T$ 细胞组成的亚型，它通过分泌抗炎细胞因子（如 IL－10 和 TGF－b1）在预防自身免疫和炎性疾病中发挥重要作用。

　　B 淋巴细胞在机体的适应性免疫反应中发挥重要作用，其主要是通过产生抗体、提呈抗原和产生细胞因子（如 IL－4、IL－6 等）发挥免疫调节作用。CD23 是一种跨膜糖蛋白，主要表达于活化的 B 淋巴细胞、单核巨噬细胞、上皮细胞和血小板上，具有介导细胞间的黏附，促进嗜碱性细胞分泌释放组胺，正向调节 IgE 的合成与分泌的作用。$CD19^+$、$CD23^+$ 为 CD23 表达阳性的 B 淋巴细胞，其数量表示活化 B 淋巴细胞水平。HSP 患儿外周血淋巴细胞 CD23 高表达，表明 HSP 患儿体内的 B 淋巴细胞处于高度激活状态。体外培养 HSP 患者外周血淋巴细胞，也证实 B 淋巴细胞存在过度反应，即多克隆 B 淋巴细胞活化，并且培养液内免疫球蛋白 IgA、IgM 及 IgG 增加。

HSP 患者中还可观察到其单核－巨噬细胞大量浸润于肾小球与肾间质间，释放炎症介质和细胞因子，进一步促进炎症反应。此外，超氧化物歧化酶、谷胱甘肽过氧化物酶及丙二醛等介导的氧化损伤对发病有重要作用。

凝血机制异常最终可引起 HSP 的一系列病理损害。毛细血管炎性反应、高免疫球蛋白血症以及血小板数量或功能异常可致高黏滞血症，可在肾小球内形成微血栓，导致肾脏损害。TXB_2 与 PGI_2 平衡失调，血小板聚集，导致血栓形成，组织坏死。

四、病理

本病的基本病理变化为无菌性血管炎，主要累及毛细血管与动脉。受累血管周围被中性粒细胞、巨噬细胞以及淋巴细胞浸润。血管壁有纤维素样坏死和血小板堵塞，血管周围浆液渗出并有炎症细胞浸润，可引起间质水肿，严重者致坏死性小动脉炎。最常见病变累及肾、胃内血管，少数病变可累及肺、胸膜、心、肝内血管，从而导致肺血管周围炎、心肌炎、肝损害等。

肾脏局灶性增生型病变最多见，约占 47%；其次为微小病变或系膜增生型，约占 37%；新月体型约占

5%；膜增生型占1%。发病初期多表现为轻型局灶性肾炎。病理表现为无特征性形态学改变，可出现毛细血管内及毛细血管外增生性肾炎的所有形态学改变，如系膜增生、系膜区增宽、基质增多，甚至新月体形成等。HSPN进一步发展以小球、节段性病变尤其突出，急性期行肾活检者甚至可以出现节段肾小球毛细血管袢坏死、新月体等；慢性期则可见节段或球性肾小球硬化，或纤维细胞性，甚至纤维性新月体；然而，由于HSP可以反复发作，因此，组织学改变常为急性及慢性病变同时出现。

在光镜下常见以系膜增生为主的病变类型，易出现灶状阶段性纤维素样坏死和新月体，间质可见单核细胞、淋巴细胞浸润。光镜下免疫荧光染色显示系膜增生和IgA沉积相似。近年来有研究发现血清中铰链区糖基化异常的IgA1分子可能发挥了相同的作用，故HSPN和IgAN的组织学特征在没有其他肾外表现得情况下很难区分。新月体形成在紫癜性肾炎中也较常见，并用新月体形成的范围来判断患者能否发展为慢性肾功能不全，新月体形成占50%以上者预后差。国际儿童肾脏病研究组（ISKDC）将过敏性紫癜肾炎的光镜表现分为6型：轻微病变型，系膜增生型，局灶坏死、增生或硬化型，多发新月体形成型，新月体型，假性膜增生型。其病理变化极不一致，轻者光镜下可无改变或仅有轻微病变，重者可见毛细血管袢坏死、肾小球基底膜断裂、新月体形成、肾小管萎缩及间质纤维化，晚期可见局灶性肾小球硬化。

免疫荧光以弥漫性系膜区的 IgA 颗粒沉积为主，可伴有强度较弱的 IgG 和 IgM，补体以 C3 为主，可见纤维蛋白沉积，免疫复合物主要在肾小球系膜区和副系膜区呈团块状沉积。符庆瑛等进行的 515 例研究发现，所有病例均有 IgA 沉积，其中 IgA、IgM 沉积最多，其次为 IgA、IgG、IgM 沉积；伴 C3 沉积者明显多于不伴 C3 沉积者。IgA 合并 IgM 以及 IgA 合并 IgM 和 IgG 沉积的 HSPN 患儿肾组织损伤较重，伴 C3 沉积者较不伴 C3 沉积者的病变程度更重。

五、临床表现

过敏性紫癜（HSP）的临床表现具有特征性，其病理类型亦成多样化，因其为自限性疾病，故 HSP 临床症状通常在 2 周内缓解。大多数患者在发病前 1 ~ 3 周有病毒或细菌感染史，然后出现皮肤紫癜、多发性关节炎、腹痛、血尿等。部分病例在皮肤紫癜出现之前先有关节、腹部、肾脏或神经症状，早期极易误诊或漏诊。

1. 皮肤型

皮肤型是本病最常见的临床症状。典型皮损以红

13

斑开始，可高出皮肤，融合成片，伴有痒感，皮疹均匀对称分布，主要侵犯臀部、小腿和前臂，偶可被发现于耳垂、鼻子和外生殖器及踝部。可呈一过性，也可持续数天，有成批出现的倾向，每批间隔数天至数周不等。青少年 HSP 可以是单纯的皮肤症状。皮肤型 HSP 极易复发，有时伴有腹部和关节症状，还可伴有荨麻疹、血管神经性水肿等，严重者出现溃疡及坏死等病变。

2. 腹型（亨诺型）

最普遍的症状是腹部绞痛，尤以儿童多见，通常相当严重并伴有呕吐、呕血，半数患者可有黑便。绝大多数患者的腹部症状在 1 周内消退。肠道血管通透性增加或肠壁出血水肿，腹痛多为弥散性压痛，以脐周和右下腹为主，一般无腹肌紧张和反跳痛。

3. 关节型（许兰型）

约70%的儿童存在关节病变，而且常以关节症状为起始表现。关节主要累及膝、踝、肘和腕关节，可呈单发、多发或游走性。受累关节周围组织可有红肿、压痛和活动障碍，关节腔内可有浆性渗出液，症状短暂，可反复发作，没有遗留性损伤。若发生在紫癜之前，常被误诊为风湿热或风湿性关节炎。

4. 肾型

过敏性紫癜肾炎是 HSP 主要的并发症，腹部症状严重，进行性紫癜的患者易累及肾脏。约30%的患者有肾小球肾炎，以男性和儿童多见。HSPN的表现多种多样，从无症状性尿检异常到急性肾衰均有发生。单独或联合出现的各种表现构成了患者的各种临床症状：短期或长期的镜下血尿；初发或复发的肉眼血尿；持续大量蛋白尿，常伴镜下血尿；肾炎综合征；肾病综合征；混合性肾炎－肾病综合征。轻度肾损伤可引起一过性镜下血尿，只有在急性发病时，才见尿常规明显异常。

血尿为HSPN患者的发病特征之一，可见持续数月或数年的镜下血尿伴蛋白尿。大量蛋白尿可引起肾病综合征，常伴有面部和踝部凹陷性水肿，有时出现腹水。最严重的临床表现就是混合性肾炎－肾病综合征，血尿、高血压和肾功能下降与蛋白尿、低白蛋白血症性水肿同时出现。

六、实验室检查

目前，医学界对于HSP的检测仍缺乏统一标准，临床上主要根据患者临床症状来确定检查指标，如皮肤可触及性紫癜、关节痛、肠心绞痛、血尿、蛋白尿等，常规检测红细胞沉降率（ESR）、C－反应蛋白（CRP）、血红蛋白（HGB）、平均细胞体积（MCV）、红细胞分布宽度（RDW）、白细胞（WBC）计数、中性粒细胞计数、血小板计数、平均血小板体积（MPV）、血清肌酐、总胆固醇和蛋白尿。

根据欧洲抗风湿病联盟的标准诊断，HSPN被定义为存在任何血尿和/或蛋白尿。血尿被定义为尿沉渣中每个高倍视野超过5个红细胞。蛋白尿被定义为24小时尿液收集，其中包含150mg以上的蛋白质，当每天≥50mg/kg时被视为肾病。近年来一些研究表明，RDW与心血管、肝脏和肾脏疾病有关，RDW包含在常规CBC测试中，该测试由自动分析仪通过将红细胞体积的标准偏差（SD）除以平均MCV，然后将结果乘以100来计算。RDW的正常范围是$11.5\% \sim 14.5\%$。患有肾炎的患者的RDW值高于没有肾炎的患者，并且RDW值与HSP患者中是否存在肾炎有关。RDW可以作为HSPN的独立预测因子，并且> 13.25的水平可用于预测组织病理学上新月体的存在。尿MCP-1/肌酐是一种适合于HSP患者肾炎的无创生物标志物。重度HSP肾炎早期尿MCP-1/肌酐水平升高，可作为HSP肾炎的生物标记物。有研究称，与CRP和SAP相比，戊蛋白3（PTX3）被认为是一种更有效的独立炎症生物标志物，是天然免疫系统的重要组成部分，为补体级联的重要调节因子。PTX3在HSP

多系统血管炎中具有重要作用，且已被证实为 HSP 患儿发生 HSPN 的独立危险因素。相关研究表明，白细胞介素 - 1（IL - 1）和肿瘤坏死因子 - α（TNF - α）不仅可以直接提高 HSP 患儿发病率，而且可间接刺激 PTX3 合成增加。高水平的 PTX3 还会抑制巨噬细胞吞噬作用，促使中性粒细胞聚集，最终形成白细胞碎裂性血管炎。不可忽视的是肾小管上皮细胞自身合成的 PTX3 也会通过上调组织因子、系膜细胞及血管内皮细胞血小板活化因子，加剧肾小球血管炎症，从而导致病程的迅速进展。由此可见，PTX3 在 HSPN 早期诊断率、病情监测方面具有深远价值。一项调查结果证实，HSP 患儿病情发展的严重程度将直接影响其病程及预后，故当下急需探索出一种快速、准确的 HSP 特异性生物指标，对缓解患者临床症状、缩短病程、改善预后具有重要意义。

第二节　诊断标准及治疗方法

一、诊断

1. 诊断标准

过敏性紫癜临床症状具有多样化的特点，其中皮肤紫癜属于首发症状，其诊断基于临床标准。根据1990 年美国风湿病学会《过敏性紫癜的分类标准》：①明显的紫癜疹：即皮肤表面轻微突起的可触及的出血性皮疹，与血小板减少等出血性疾病无关。②年龄：发病年龄≤20 岁。③肠绞痛：腹部弥漫性疼痛，进食后加重；或者诊断为肠道出血症，通常表现为血便。④活检显示血管壁的组织学病理变化为动脉或静脉壁上中性粒细胞浸润。符合以上两项或两项以上者，可诊断为过敏性紫癜，其特异性和敏感性约为90%。

2010 年由 EULAR/PRINTO/PRES 制定发布的修订标准，是诊断 HSP 的黄金标准。该标准将可触及的紫癜作为强制性标准，以及符合以下至少一项：弥漫性腹痛，皮肤活检中 LCV 伴有主要 IgA 沉积，任何关节的急性关节炎或关节痛，以及蛋白尿和/或血尿所证实的肾脏受累。当应用于儿童时，诊断标准敏感性为 100%，特异性为 87%。一项研究回顾了此项标准以评估对成人的适用性，发现诊断敏感性为 99.2%，特异性为 86%，支持将其用于所有 HSP 患者。

波尔沙·罗奇 - 罗宾逊认为，过敏性紫癜的诊断主要是基于影响下肢的瘀点（无血小板减少症）或可触及的紫癜，以及至少以下 4 个特征之一：腹痛，关节痛或关节炎，肾脏受累（蛋白尿，红细胞铸型或血尿），增生性肾小球肾炎或白细胞碎裂性血管炎，组织学上以 IgA 为主。临床医生应进行尿液分析，以鉴定血尿、蛋白尿或红细胞铸型。如果尿液试纸中的蛋白质呈阳性，则必须进行 24 小时采集以定量蛋白质排泄。血清 IgA 水平的测量则无法诊断。

HSPN 是过敏性紫癜常见的并发症，但目前国内外尚缺乏统一的诊断标准。国内对 HSPN 的临床诊断主要依据 2000 年中华医学会儿科学分会肾脏病学组制定的诊断标准（草案），即在过敏性紫癜病程中（多数在 6 个月内）出现血尿和（或）蛋白尿可诊断 HSPN。而后国外欧洲抗风湿病联盟和欧洲儿童风湿病学会在 2005 年维也纳国际会议提出的儿童血管炎新分类，已被广泛认同和接受，其指定的诊断标准为：皮肤紫癜不伴血小板减少或凝血功能障碍，同时伴以下一项或一项以上表现：①弥漫性腹痛；②组织活检显示以IgA为主的免疫复合物沉积；③关节炎/关节痛；④血尿和（或）蛋白尿。2009年中华医学会儿科学会分会肾脏病学组在草案的基础上，按照循证医学的原则制定了《HSPN的诊治循证指南（试行）》，明确HSPN的诊断标准：在过敏性紫癜病程6个月内，出现血尿和（或）蛋白尿，其中血尿和蛋白尿的诊断标准分别为：

血尿：肉眼血尿或1周内3次镜下血尿红细胞＞3个/高倍视野（HP）。

蛋白尿：满足以下任一项者：①1周内3次尿常规定性示尿蛋白阳性；②24小时尿蛋白定量＞150mg或尿蛋白/肌酐（mg/mg）＞0.2；③1周内3次尿微量白蛋白高于正常值。

同时，该指南对过敏性紫癜发病6个月后或更长时间发生肾脏损伤的患者，提出应争取肾活检。如为IgA系膜区沉积为主的系膜增生性肾小球肾炎，亦可诊断为紫癜性肾炎。王新良等人则提出，也有极少数患儿首先出现肾脏表现，如血尿和（或）蛋白尿，数天后才出现典型皮疹，这样也应诊断为HSPN。此外，在HSP的病程6个月内，如果患儿有典型的前驱感染史，出现了血尿、水肿、高血压和肾功能减退的急性表现，要注意检查 C3 和抗链球菌溶血素 O（ASO），以除外链球菌感染后急性肾小球肾炎。对于 HSP 病程 6 个月后出现的肾脏损伤，一定要除外其他的肾脏疾病，必要时可以进行肾活检，如果出现了典型的系膜增生性肾小球肾炎，也要诊断为 HSPN。

2. 鉴别诊断

过敏性紫癜（皮肤型）应与免疫性血小板减少症鉴别，后者紫癜呈瘀点、瘀斑，不高出皮肤且分布不均匀。血小板数目减少，出血时间延长，血小板抗体增高，骨髓象巨核细胞数增多或正常，伴成熟障碍。成年患者需排除冷球蛋白血症和巨球蛋白血症所致紫癜。

过敏性紫癜（腹型）应与急性阑尾炎、肠梗阻、肠坏死、肠套叠、急性菌痢等鉴别。

过敏性紫癜（关节型）应与风湿性关节炎鉴别。风湿性关节疼痛呈游走性，可见关节积液、环形红斑、皮下结节。

过敏性紫癜肾炎应与急性肾小球肾炎、IgA 肾病、狼疮性肾炎等鉴别。肾小球肾炎无皮肤紫癜、关节症状或腹部症状。IgA 肾病常有血尿而无全身症状，多见于青壮年，病理检查未见单核细胞或 T 细胞浸润。狼疮性肾炎有多器官损害，可见狼疮细胞，并有其他特异性免疫指标异常。

二、紫癜的治疗

（一）过敏性紫癜的治疗

1. 一般治疗

主要是积极寻找和去除致敏因素，食物、感染、药物、花粉、虫咬及预防接种等都能以致敏原的形式使机体产生变态反应。治疗上首先使患儿脱离可能的致敏因素，禁食致敏物、积极控制感染、停用致敏药物等。有轻微消化道症状时应注意控制饮食，进食少量、少渣易消化食物，并减少动物蛋白的摄入，剧烈呕吐或腹痛的患儿必要时禁食并予以静脉营养支持，并注意卧床休息及电解质平衡，适时补充维生素。

2. 对症治疗

对于单纯型 HSP，初期可静脉滴注维生素 C 和 10% 葡萄糖酸钙 0.5～1mL/（kg·d）以减少毛细血管通透性及脆性作用。患儿伴荨麻疹或血管神经性水肿时，常规使用 H_1 受体拮抗剂，如口服氯雷他定 5mg（<30kg）或 10mg（>30kg），1 日 1 次。赛庚啶、扑尔敏等其中一种。以上药物疗效不佳，皮疹反复出现时可静脉滴注西咪替丁，其作用机制为竞争性拮抗组胺，改善全身血管壁通透性，缓解小血管炎症，减少皮肤黏膜及内脏器官的水肿、出血。以上为常规应用抗组胺药治疗单纯型 HSP，但变应原所引起肥大细胞脱颗粒释放的生物活性物质不单是组胺，还包括前列腺素、白三烯等，其所引起的血管扩张、平滑肌痉挛等胆碱样反应并不完全被抗组胺药所。有研究表明，抗胆碱药山莨菪碱治疗单纯型 HSP 疗效确切，是单纯型 HSP 的理想用药。

当出现胃肠道症状时，在抗组胺药的基础上联合解痉药物，可改善胃肠道症状，但严重的腹部痉挛性疼痛和（或）胃肠道出血时，应尽早使用激素治疗。部分学者认为，严重的胃肠道表现往往是肾脏受累的先导因素，及时使用激素缓解胃肠道症状对减少肾脏受累有益。短期应用激素（口服泼尼松，每日 1～2mg/kg，持续两周后逐渐减量至停用）对缓解消化道症状有较好效果，同时由于激素有减轻肠壁水肿的作用，故对预防肠套叠也有利。胃肠道表现重且不能口服激素的患儿（严重腹痛、持续肠出血等）可静脉应用短效糖皮质激素氢化可的松琥珀酸钠每次 5～10mg/kg，根据病情可间断 4～8 小时重复使用。

有文献报道，对于严重胃肠道血管病变，应用丙种球蛋白及血浆置换有较好的疗效。胃肠型 HSP 患儿出现严重并发症，如肠套叠、肠梗阻以及消化道出血等，经药物治疗无效时，需外科手术治疗，以免贻误病情。

当病变累及双下肢，多为单个关节，特别是膝关节及踝关节，以关节疼痛为主要表现时，应用非甾体抗炎药可使关节疼痛及肿胀消退，效果不佳时激素治疗对缓解关节症状有着显著疗效，一般24h内关节肿胀和疼痛消退。

3. 糖皮质激素的应用

适用于HSP出现严重关节和（或）消化道症状，特别是胃肠道出血时。常用氢化可的松5~7mg/（kg·d）静滴或泼尼松1~2mg/（kg·d），分2~3次口服，并逐渐减量。有临床研究表明，甲泼尼龙等糖皮质激素类药物能够有效控制小儿过敏性紫癜消化道出血症状，有利于预防或减轻肾脏损伤，且无明显不良反应，值得临床推广应用。

4. 免疫抑制的应用

免疫抑制剂一般在糖皮质激素疗效不佳或重症HSP、急进性肾炎时考虑使用。早期应用免疫抑制剂有助于肾损害组织病理学变化的改善。

环磷酰胺（Cytoxan，CTX）可抑制T细胞介导的非特异性免疫，减少B淋巴细胞产生抗体。在应用糖皮质激素治疗的同时加用CTX 2.5mg/（kg·d），为3次口服，疗程8~12周；冲击治疗采用CTX 10mg/（kg·d）静滴，两天为1个疗程，每隔两周重复应用1次。给药时注意水化（每日2000mL/m^2，包括饮水）和碱化（每日5%碳酸氢钠2~3mL/kg）以减轻药物毒性。口服总量不超过 250mg/kg，静注总量不超过 150mg/kg。目前国内较认同 CTX 冲击疗法，认为此疗法可减少肾组织纤维化，并稳定肾功能。CTX 的不良反应主要有胃肠道反应、出血性膀胱炎、骨髓抑制、肝损伤、性腺抑制、脱发、诱发恶性肿瘤，尤其是性腺抑制，与 CTX 总量和疗程有关，故要准确掌握 CTX 的用药指征。国外至今仍较广泛应用，认为利大于弊。

硫唑嘌呤（Azathioprine，AZP）对 T 细胞作用要比 CTX 强，不良反应相对后者轻，是 HPSN 肾炎综合征或肾病综合征口服激素疗效不佳时可选用的另一免疫抑制剂，常用每天 2 ~ 3mg/kg，分 3 次口服，6 ~ 12 个月为 1 个疗程，用药期间应定期复查血常规和肝功能等。有研究认为，AZP 可有效预防 HSPN 的进一步发展。

环孢素（CiclosporinA，CsA）主要抑制 Th 细胞的增殖，减少 IL－1、IL－2 生成，有利于 Ts 细胞产生。有研究认为，CsA 对肾病综合征型的 HSP 疗效显著。常用量为每日 3 ~ 5mg/kg，口服。应用时注意监测肝肾功能和血压，严格监测血药浓度及调整剂量。

吗替麦考酚酯（MycophenolateMofetil，MMF）在体内水解为具有免疫活性的霉酚酸酯，高度选择性阻断 T 和 B 淋巴细胞的增殖，直接抑制 B 细胞的增殖而抑制抗体的形成，抑制动脉血管平滑肌细胞、肌纤维母细胞、内皮细胞的增生，从而减轻肾实质损害，且不良反应小。目前，MMF 治疗肾小球疾病的剂量和使用时间无统一标准，一般国内成人 MMF 起始剂量为 2g/d，连续使用 6 个月后减量至 1.5g/d，继续服 6 个月后减量至 1g/d，再服用 1 年，总疗程为两年。

5. 抗凝、扩张血管及改善微循环治疗

抗凝、抗血栓药：HSP 急性期往往存在不同程度的高凝状态，多种凝血因子水平异常。对于 HSPN 患者可加用抗凝药物。双嘧达莫（潘生丁）是一种磷酸二酯酶抑制剂，其可以通过增加腺苷酸环化酶活性来增加环磷酸腺苷（CAMP）/环磷酸鸟苷（CGMP）值，从而防止血小板聚集和抑制毛细血管通透性，并且对皮肤紫癜具有显著的作用。此外，潘生丁还可以抗病毒和诱导干扰素，从而缓解过敏性紫癜患儿皮肤紫癜症状，常用剂量为每日 3～5mg/kg，分 3 次口服。

肝素能缓解高凝状态，保护肾小球基膜电荷屏障，减少肾小球微血栓形成，抑制肾小球系膜和内皮细胞的增生。常用肝素 125U/（kg·d）加入适量葡萄糖液中静滴，1 次/日，连用 1～2 周；或使用低分子肝素，出血较少，无须特殊监护，使用方便，剂量以抗因子 Xa 活性单位计为 60～100AxaIU/（kg·d），儿童多使用速避凝 0.3mL（含低分子肝素钙 7500AxaICU，即 3075AxaIU）皮下注射，1～2 次/日，连用 7～10 天，肌酐清除率 <20mL/min 时，剂量减半。

尿激酶可预防 HSPN 肾小球系膜增殖作用。治疗剂量为 1000~1500U/（kg·d），静脉滴注，14 天为 1 个疗程。重症 HSPN 应用尿激酶冲击治疗，剂量为每次 2500~3000U/（kg·d）。应用 MUPT（甲泼尼龙 + 尿激酶 + 双嘧达莫 + 华法林）治疗进展性肾病有效，尤其是在转变为纤维性新月体之前使用。

6. 其他药物

免疫球蛋白（Intravenous immunoglobulin，IVIG）可用于糖皮质激素治疗不佳或重症的 HSP 患者。大剂量 IVIG 可阻断巨噬细胞表面的 Fc 受体，抑制补体介导的免疫反应，中和毒素及自身抗体，调节细胞因子的产生。常规用法 0.4g/（kg·d），连用 3~5 天，必要时 2~4 周重复使用 1 次。白三烯受体拮抗剂孟鲁司特钠，能特异性抑制半胱氨酰白三烯受体，改善血管通透性，减少中性粒细胞和嗜酸性粒细胞聚集，减轻小血管炎，减轻 HSP 的病理过程。常用量为 <10 岁者用 5mg/d，≥10 岁者用 10mg/d，每晚 1 次，疗程 1 个月。孟鲁司特的附加疗法减轻了 HSP 的症状，包括紫癜、腹痛、大便隐血、关节炎、蛋白尿和血尿，因此缩短了住院时间，降低了嗜酸性粒细胞计数、ECP、IgE、IL-5、IL-6、IL-8、IL-17、LTB4 和尿液 LTE4 的产生，也降低了 3 个月治疗期间的 HSP 复发率，但最终并未改变肾炎的预后跟进。

7. 血液净化技术的

血液净化包括血液透析、血液灌流、血液滤过、血浆置换疗法等。对于难治性紫癜、重症紫癜、严重肾功能损害以及急进性肾炎者可考虑采用血液净化技术。

血浆置换能有效清除免疫复合物和细胞因子、补体等促炎介质，改善肾功能。由于血浆置换能直接、快速清除一些致病因子，有口服和静脉注射免疫抑制剂无法比拟的优势，故目前广泛地用于治疗免疫和代谢性疾病。血液灌流借助体外循环，将血液引入固态吸引剂的吸附罐内，通过吸引剂的物理作用，除某些内源性或外源性毒物，达到血液净化的目的。

（二）紫癜性肾炎的治疗

1. 糖皮质激素

根据《紫癜性肾炎诊治循证指南（2016）》中建议对达到肾病水平蛋白尿，临床表现为肾炎综合征、肾病综合征、急进性肾炎或病理为Ⅲb以上者，除常规使用类固醇激素以外，联合使用免疫抑制剂治疗。根据血尿、蛋白尿及肾功能水平可将 HSPN 分为轻、中、重度，相应的糖皮质激素使用剂量及疗程如下。

（1）轻度：镜下血尿和微量蛋白尿，无高血压和肾功能损害时用泼尼松 1.0mg/（kg·d），服用 4 周后调整为隔日顿服，然后逐渐减量至停药。

（2）中度：肉眼血尿或大量镜下血尿、蛋白尿，肾功能损害较轻时应用甲泼尼龙冲击治疗，15～30mg/kg（最大剂量不超过0.5g/d），每日1次静脉滴注，连用3天；间隔1周再使用1个疗程。随后口服泼尼松（用法同前），减至维持量巩固治疗（10mg，隔日顿服），尿蛋白持续转阴后可停用激素。

（3）重度：表现为肉眼血尿、大量蛋白尿，高血压及肾功能损害时应用甲泼尼龙（剂量同上）冲击治疗，间隔1周再使用1～2个疗程。随后口服泼尼松1.5～2.0mg/（kg·d），服用4周后调整为隔日顿服，阶梯减量。如果尿蛋白不能转阴，加CTX治疗。

2. 免疫抑制剂

对于单用激素效果不明显或者有明显新月体形成的患者，在使用激素的基础上，可同免疫抑制剂联用，激素联合免疫抑制剂可通过抑制 IL－16 和 IL－18 的作用来抑制机体免疫反应。常用免疫抑制剂有环磷酰胺、吗替麦考酚酯、环孢素 A、来氟米特、咪唑立宾、雷公藤多苷等，但对于免疫抑制剂的使用仅有较低的循证医学证据。国外首次报道使用环磷酰胺脉冲疗法成功改善 HPSN 患者的临床症状和组织病理学变化，尤其是肾小球新月体的形成。

3. RAS 阻断剂

RAS 阻断剂包括血管紧张素转换酶抑制剂（ACEI）

或血管紧张素Ⅱ受体拮抗剂（ARB），如贝那普利或缬沙坦等。此类药物能改善肾小球内高压、高灌及高滤过的状态，改善肾小球滤过膜选择通透性，因此此类药物具有降低蛋白尿，减轻肾脏纤维化，保护肾功能的作用。

4. 血浆置换

血浆置换是通过除去补体、免疫介质及产物，去除血浆中致病性 IgA 免疫复合物，降低患儿血清中 IgA 免疫复合物的浓度，阻止其沉积于毛细血管壁及肾小球系膜，从而改善肾功能。

四、预后

本病常呈自限性，但可复发。消除诱发因素对病程和预后甚为重要。病程长短与急性期的严重程度、重要脏器有否受累、是否反复发作等因素有关。HSP 的发病率和死亡率几乎全部与肾病的发生有关，死亡原因主要是肾炎所致肾衰竭，发生概率约为 5%。少部分患者死于中枢神经系统出血、心功能不全、肠穿孔和严重感染。

HSP 治疗药物种类较多，目前无特效治疗且无统一方案。单纯型 HSP 及关节、胃肠道症状不严重者，对症支持治疗即可；伴有严重关节症状和（或）严重胃肠道症状，病情严重者以对症支持治疗同时加用糖皮质激素治疗；对表现急性肾炎综合征、肾病综合征、急进性肾炎者多主张对症支持治疗同时加用糖皮质激素、免疫抑制剂、抗血小板聚集及抗凝联合治疗，病情进展迅速、凶险者多应用冲击治疗，必要时可行血液净化治疗。

第二章

中医学对紫癜的认识
及辨证论治

第一节　紫癜病名考

过敏性紫癜在古代没有统一的命名，医家多根据其皮肤紫癜、尿血、内脏出血等临床表现将其散在记录在葡萄疫、紫斑、紫癜风、斑疹、阳斑、斑毒、肌衄、血证、尿血、便血等之中，并对病因病机进行了论述，对过敏性紫癜的认识经历了一个逐步发展完善的过程。通过查阅古籍及近现代的著作和文献，认为葡萄疫、紫斑病、紫癜风等一定程度上与其相对应。同时，关于过敏性紫癜其他中医命名的相关考证，也进行了选择性收录。

1. 葡萄疫

葡萄疫一词，最早见于《外科启玄》。明·陈实功《外科正宗·葡萄疫第一百二十五》进行了较为详尽的描述，言："葡萄疫，其患多生小儿，感受四时不正之气，郁于皮肤不散，结成大小青紫斑点，色若葡萄，发在遍体头面，乃为腑症。邪毒传胃，牙根出血，久则虚人。"清·吴谦《医宗金鉴·外科心法要诀·葡萄疫》记载："此证多因婴儿感受疠疫之气，郁于皮肤，凝结而成，大小青紫斑点，色状如葡萄，发于遍身，唯腿胫居多。"民国时期，谢观等编著的《中国医学大辞典》对葡萄疫概括简练，"婴儿感受疫疠之气，郁于皮肤而成，斑点大小青紫，状如葡萄，遍身散发，甚则邪毒攻胃，牙龈腐烂，血出气臭，形类牙疳，而青紫斑点，其色反淡，久则令人虚"，其中"久则令人虚"描述了紫癜的慢性型。

通过分析相关描述并查阅其他著作文献佐证，以上描述基本对应过敏性紫癜，但仍有部分学者提出异议，认为用"葡萄疫"一词对过敏性紫癜的疾病特点有较高的概括性，但"疫"一字有待商榷，其以《素问·刺法论》"五疫之至，皆相染易，无问大小，病状相似"为据，因"葡萄疫"无疫病"皆相染易"的根本特征，故而认为"葡萄疫"的命名不够严谨。

2. 紫斑病、阴阳毒等

"紫斑病"的类似描述，首见于《金匮要略·百合狐惑阴阳毒病脉证治》言："阳毒之为病，面赤斑斑如锦纹，咽喉痛，唾脓血……阴毒之为病，面目青，身痛如被杖，咽喉痛。"因阴阳之毒为四时不正之气，由口鼻吸入后窜入血络，咽喉为受邪之地，故咽痛。元代朱丹溪在《丹溪心法·斑疹》云："伤寒发斑有四，惟温毒发斑至重。红赤者为胃热也，紫黑者为胃烂也。""内伤斑者，胃气极盛……""阴证发斑，亦出背胸，又出手足，亦稀少而微红。"以上分别记载了阴阳发斑两种不同证型的表现。

隋·巢元方在《诸病源候论·小儿杂病诸候·患斑毒病候》曰："斑毒之病，是热气蒸发于肌肉，状如蚊蚤所啮，赤斑起，周匝遍体。"论述了温热发斑的表现。《丹溪手镜·发斑六十八》中提道："发斑，热炽也，舌焦黑，面赤，阳毒也……冬月大暖，至春发斑，阳脉浮数，阴脉实大，温毒也……"对斑毒做了描述。

3. 紫癜风

《太平圣惠方·卷第八十四·治小儿斑疮诸方》言："夫小儿斑毒之病者……状如蚊蚤所啮，赤斑遍体。"《普济方·卷一百十二·诸风门·紫白癜风（附论）》言："夫紫癜风之状，皮肤骤起紫色斑点，搔之皮起而不痒痛是也。"明·王肯堂《证治准绳·疡医》记载："夫紫癜风者，由皮肤生紫点，搔之皮起，而不痒痛者是也。"此以皮肤出现紫点为命名要点，称为紫癜风。

4. 其他

"肌衄"一词亦在古籍中多有提及。明·李梴《医学入门·卷四·内伤·血》云："血从汗孔出者，谓之肌衄。"《证治针经·卷一·吐血》言："皮肤出血曰肌衄。"明·戴元礼《秘传证治要诀·卷之四·诸血门》云："血从毛孔而出，名曰肌衄。以上皆是以衄血所在患处命名。"

当代中医学者尹亚东认为，"发斑，系因外感风、火、湿、毒之邪，或内因禀赋不足、脏腑气血失调，血不循经或瘀血阻络，血逾脉外致血液凝滞肌肤而发紫斑"，并结合中医学命名规律及对本病病因病机的认识，认为中医病名"发斑"更合适。

第二节　辨证论治撷英

1. 脏腑蕴热，热伤血络，血溢脉外

《诸病源候论·小儿杂病诸候·患斑毒病候》曰："斑毒之病，是热气入胃，而胃主肌肉，其热夹毒蕴积于胃，毒气蒸发于肌肉，状如蚊蚤所啮，赤斑起，周匝遍体。"《太平圣惠方·卷第八十四·治小儿斑疮诸方》言："夫小儿斑毒之病者，是热气入于胃也。"《外科心法要诀·卷十四·发无定处（下）·血箭》："由心肺火盛，逼血从毛孔中射出如箭。"认为此由热气入胃或心肺火盛，总由脏腑蕴热而发，热盛迫血妄行，灼伤血络以致出血。

2. 感受四时不正之气

《素问·风论》云："风者，善行而数变。"同时有医家认为过敏性紫癜有游走不定之特点，与"风邪"的关系密切。《普济方·卷一百一十二·诸风门·紫白癜风（附论）》言："夫紫癜风之状……由风邪夹湿客在腠理，营卫壅滞不得宣流，蕴瘀皮肤，致令色紫，故名紫癜风。"明·秦景明《幼科金针·卷下·葡萄疫》云："不正之气郁肌肤，色似葡萄渐渐多……"清·吴

谦《医宗金鉴·外科心法要诀·婴儿部·葡萄疫》云："葡萄疫同葡萄状，感受疠疫郁凝生……"以上说明葡萄疫是由于感受四时不正之气，致营卫失和，邪毒郁于肌肤，气血凝滞而发皮肤紫癜。

3. 阴阳受损，荣卫大虚，脏腑伤损

《灵枢·百病始生》中有云："阳络伤则血外溢，血外溢则衄血；阴络伤则内溢，血内溢则后血；肠胃之络伤则血溢于肠外……"可以看出此类出血性疾病产生的基本病因为即阴阳受损，而胃肠受损则亦可致出血，形成衄血、紫癜等。《伤寒六书》云："大热则伤血，血热不散，里实表虚，热气乘虚出于皮肤而为斑。"《诸病源候论·卷二十七血病诸候·九窍四肢出血候》："凡荣卫大虚，脏腑伤损，血脉空竭，因而恚怒失节，惊忿过度，暴气逆溢，致令腠理开张，血脉流散也。"以上均提示阴阳受损、营卫亏虚、脏腑虚损等虚性病因在过敏性紫癜发病中的作用，其中脏腑虚损与脾虚不摄、肾虚气化失司有关。

中医学对过敏性紫癜的病因病机认识各自有所不同，共性的认识表现为：初起由感受外邪，血络受损所致。日久迁延不愈，或反复发作者，多表现为气血亏虚、瘀血阻络。

第三节　常用方剂赏析

1. 化斑汤——《温病条辨》

组成：石膏一两（30g），知母四钱（12g），甘草三钱（4.5g），玄参三钱（9g），犀角二钱（3g，今用水牛角代替），白粳米一合（15g）。

功效：清热解毒，凉血养阴。

主治：太阴温病，不可发汗，发汗而汗不出，反发斑疹，或高热，口渴，发斑，谵语，舌绛，脉数。

方解：本方由白虎汤加犀角、玄参组成。以石膏清肺胃之热，知母清金保肺，甘草清热解毒合中，粳米清胃热而保胃液，以治斑疹遍体皆热。玄参清热凉血解毒，"启肾经之气，上交于肺，庶水天一气，上下循环，不致泉源暴绝"（《温病条辨》）；犀角咸寒，救肾水以济心火，托斑外出，而又败毒辟瘟，正合"热淫于内，治以咸寒，佐以苦甘"之旨。

京城名医焦树德在其著作《方剂心得十讲》中提出，此方可治疗由血热妄行引起的过敏性紫癜，效佳。此外，有文献报道，以本方为主治疗过敏性紫癜42例，总有效率高达95.2%。

2. 犀角地黄汤——《外台秘要》

组成：生地黄30g，赤芍12～15g（伤阴者用白芍，血瘀发斑者用赤芍），牡丹皮12g，犀角粉3g（分两次冲服）。目前犀角已禁用、禁售，可用水牛角20～30g（先煎）代替，亦可由紫草、牡丹皮、重楼三药并用，加强凉血散瘀、清解营热之功。

功效：清热解毒，凉血散瘀。

主治：热入血分证。

方解：本方以苦咸寒之水牛角清心火，解胃热为君药；甘苦寒之生地黄滋阴凉血，壮肾水而制火，为臣药；白芍酸寒，和阴血，泻肝火，敛血止血（或赤芍凉血、解毒、活瘀），为佐药；牡丹皮泻血中伏火，活血而祛瘀。四药相配，清火而又滋阴，止血而又祛瘀。阴滋则火息，瘀血祛则新血生。故其能达清火、凉血、止血、疗崩、退疹、消斑、清热解毒之效，实为探本穷源之法也。

3. 清营汤——《温病条辨》

组成：犀角一两（水牛角代，30g），生地黄五钱（15g），元参三钱（9g），竹叶心一钱（3g），麦冬三钱（9g），丹参二钱（6g），黄连一钱五分（5g），银花三钱（9g），连翘两钱（6g）。

功效：清营解毒，透热养阴。

主治：热入营分证。身热夜甚，神烦少寐，时有谵语，目常喜开或喜闭，口渴或不渴，斑疹隐隐，脉细数，舌绛而干。

方解：方用苦咸寒之水牛角清解营分热毒，为君药。热伤营阴，以生地黄凉血滋阴，麦冬清热养阴生津，元参滋阴降火解毒，三药共用，既可甘寒养阴保津，又可助君药清营凉血解毒，共为臣药。君臣相配，咸寒与甘寒并用，清营热而滋营阴，祛邪扶正兼顾。温邪初入营分，故用银花、连翘、竹叶清热解毒，轻清透泄，使营分热邪有外达之机，促进其透出气分而解，此即"入营犹可透热转气"之具体应用；黄连苦寒，清心解毒；丹参清热凉血，并能活血散瘀，可防热与血结。

4. 五根汤——《赵炳南临床经验集》

组成：白茅根 30～60g，栝楼根 15～30g，茜草根 9～15g，紫草根 9～15g，板蓝根 9～15g。

功效：凉血活血，解毒化斑。

主治：多形性红斑（血风疮），丹毒初起，紫癜，结节性红斑（瓜藤缠）及一切红斑类皮肤病的初期，偏于下肢者。

方解：此为现代验方。方以紫草根、茜草根、白茅根凉血活血为主，佐以栝楼根养阴清热生津，板蓝根凉血解毒。适用于血热发斑，热毒阻络所引起的皮肤病。因为根性下沉，所以本方以治疗病变在下肢者为宜。

5. 乌蛇荣皮汤——《李可老中医急危重症疑难病经验专辑》

组成：生地黄（酒浸）、当归各 30g，桂枝 10g，赤芍 15g，赤芍、桃仁、红花各 10g，牡丹皮、紫草各 15g，定风丹 60g，白鲜皮、乌蛇肉各 30g（蜜丸先吞），炙甘草 10g，鲜生姜 10 片，大枣 10 枚。

功效：养血祛瘀，清热除湿，祛风止痒。

主治：诸风顽癣、皮肤不仁、风瘙瘾疹等多种皮肤顽疾。

方解：方中桃红四物合桂枝汤，养血润燥，活血祛瘀，通调营卫。定风丹（首乌、蒺藜对药）滋养肝肾，乌须发，定眩晕，养血祛风止痒；牡丹皮、紫草凉血解毒；白鲜皮苦咸寒，入肺、大肠、脾与胃四经，功能清湿热而疗死肌，为风热疮毒、皮肤痒疹特效药，服之，可使溃烂、坏死、角化之皮肤迅速层层脱落而愈，脾胃虚寒者酌加反佐药，对湿热黄疸兼见全身瘙痒者，对症方加入 30g，一剂即解。乌蛇肉一味，归纳各家本草学论述，味甘、咸，入肺、脾二经。功能祛风、通络、止痉。治皮毛肌肉诸疾，主诸风顽癣、皮肤不仁、风瘙瘾疹、疥癣麻风、白癜风、瘰疬恶疮、风湿顽痹、口眼㖞斜、半身不遂，实是一切皮肤顽症特效药。据现代药理研究证实，乌蛇肉含多种微量元素钙、铁、磷，多种维生素、蛋白质，营养丰富，美须发，驻容颜，延年益寿。诸药相合，可增强体质，旺盛血行，使病变局部气血充盈，肌肤四末得养，则病愈。

6. 三黄四物汤——《医宗金鉴·妇科心法要诀》

组成：黄连 1.5g，黄芩、黄柏、当归、生地黄、赤芍、白芍各 10g，川芎 5g，生薏苡仁 15g，灯心草 1.5g，茜草、白茅根、紫草 10g。

功效：清热燥湿，凉血止血。

主治：湿热伤络型过敏性紫癜。对妇人内热壅迫，经前吐衄疗效显著；后经有"京城小儿王"之称的刘弼臣老中医继承发展，并结合其临床经验，古方新用，以其治疗小儿过敏性紫癜。

方解：刘弼臣老中医认为，本病因于湿热者最为常见，具有湿热致病的特点，即湿性黏腻，易阻遏气机，湿性易于趋下，故皮疹和关节肿痛多见于下肢，镜下血尿多见，且缠绵难愈。临证时以清利湿热为主，伍以四物汤，达到清除血分之湿热，收效显著。方中黄连、黄芩、黄柏清热燥湿，泻火解毒；生地黄、赤芍、当归、川芎清热滋阴、养血活血；生薏苡仁、灯心草燥湿利湿；另有茜草、白茅根、紫草凉血止血。故全方共奏清热燥湿，凉血止血之功。

7. 金蝉脱衣汤——上海董氏儿科第六代传人董幼祺教授创制

组成：金银花 10g，蝉衣 3g，连翘 10g，防风 5g，薏苡仁 15g，茵陈 10g，猪苓 10g，苍术 10g，赤芍 6g，红枣3枚，郁金6g，桂枝3g。

功效：疏风清热，化湿和络。

主治：风热夹湿型小儿过敏性紫癜。

方解：方中连翘、金银花、防风、蝉衣清热疏风；茵陈、薏苡仁、猪苓、苍术清化湿浊；赤芍、红枣调和血脉；桂枝性温，力善宣通而散其邪气，但用量宜轻；郁金既能解郁理气以助化湿，与桂枝、赤芍、红枣合用又可调和营卫。诸药配伍，共奏清热化湿、血归经脉之效，则紫癜可消。

加减：邪伤肺卫而致咳嗽不爽者，加桑叶、象贝母、黄芩等清宣肺热之品；热毒盛，紫斑大而稠密者，加生地黄、牡丹皮、黄连、黄芩等清热凉血药，上二者均去桂枝。病情反复兼阴血不足者加冬青子、墨旱莲、生地黄等以滋养肝肾；血尿者加白茅根、大小蓟草等以凉血和络；腹痛便血者可酌加地榆炭、荆芥、白芍、甘草等以止血止痛；关节肿痛者加忍冬藤、络石藤；兼积者加山楂、鸡内金以消积和胃。

患儿紫癜消退后仍须巩固：脾气虚弱者以归脾汤为主，使气壮能摄血，血自归经；肝脾不和者用归芍六君汤，以调和肝脾；肝肾阴虚者则用地黄汤之类，以滋水制阳，润津养血。

8. 国医大师周信有验方两首

处方1

组成：生地黄20g，元参20g，枸杞15g，旱莲草

20g，当归9g，丹参20g，牡丹皮9g，赤芍20g，茜草15g，益母草20g，紫草20g，三七粉4g（分冲），板蓝根20g，槐花20g。

功效：养阴清热，凉血和营，止血化瘀。

主治：阴虚内热，络损血溢者。

方解：本病属于阴虚内热者，当以滋阴凉血为主。方中生地黄、元参滋阴清热，枸杞与二药配合，以增强滋阴之效；茜草、益母草、紫草、三七等合用，共奏止血化瘀之功；当归、赤芍、牡丹皮起到活血化瘀的作用；板蓝根清热凉血，槐花凉血止血。诸药合用，共奏养阴清热、凉血和营、止血化瘀之效。

若发热重而迫血妄行者，加蒲公英20g，大青叶20g，连翘20g，生石膏60g；若常有鼻出血、牙齿出血者，加白茅根20g，藕节20g，生地榆15g，大蓟、小蓟各10g；若月经过多者，加棕榈炭15g，仙鹤草20g。

处方2

组成：党参20g，炒白术9g，黄芪20g，熟地黄20g，女贞子20g，淫羊藿20g，五味子15g，山萸肉20g，当归9g，丹参20g，赤芍20g，鸡血藤20g，茜草20g，益母草20g，仙鹤草20g，紫草20g，白及10g，阿胶9g（烊化），甘草9g。

功效：调补脾肾，益气摄血。

主治：脾肾两虚，气不摄血者。

　　方解：对本病的治疗，属于气虚不摄者，当以调补脾肾，益气摄血为主。方中茜草为主要药物，凉血止血；丹参、赤芍、三七活血化瘀；术、芪、参、地等调补脾肾，临床有较好疗效。在临证治疗时，汤药中可加大甘草用量，从20g开始，逐渐加量，最多用100g。用药过程中注意如有浮肿、高血压及低血钾出现，须减量或停药。另外，对过敏性紫癜在清热凉血方中加入具有抗过敏作用的祛风药，如蝉衣、防风、白蒺藜、白鲜皮、地肤子等，可提高疗效。本病亦可引起关节损害、消化道出血、肾脏损害等，若有此等并发症出现，亦须随症加减，用药施治。

9. 甘肃省名医于己百经验方

　　组成：麻黄10g，生石膏30g，炙甘草10g，生姜10g，大枣6枚，金银花30g，连翘30g，蝉衣15g，凤眼草30g，小蓟20g，侧柏叶30g。水煎，二次分服。

　　功效：祛风解毒宣肺，清热凉血止血。

　　主治：风毒侵袭，热伤血络者。

　　方解：于己百老中医认为，过敏性紫癜证似葡萄疫、紫癜风，病因风毒侵袭，热伤血络，肺卫失调，血溢脉外引起。因此于氏即立祛风解毒宣肺、清热凉血止血之法，以祛风解表宣肺的越婢汤为主，合入疏风清热解毒的银翘散，并加蝉衣、凤眼草祛风抗敏，小蓟、侧柏叶凉血止血，组成临床习用的经验方，治疗过敏性紫癜，常能取得显著疗效。辨治要点：发病急骤，紫癜多见于下肢，可伴有发热、风疹块、腹痛、关节胀痛、尿血，舌红，苔薄白，脉浮数。

常见加减：发热口渴，加生石膏 30g，清热降火，生津止渴。瘀斑、瘀点色较鲜红加生地黄 15g，赤芍 20g，牡丹皮 10g 清热凉血散瘀；紫癜色黯加当归 12g，丹参 20g，三七 6g（冲）活血散瘀止血。腹痛加芍药 30g，炙甘草 10g，枳实 10g 缓急解痉，通腑止痛。便血加地榆 20g，槐花 12g 凉血、清肠、止血。关节肿痛，加白芷 12g，元胡 12g，牛膝 15g 活血、散瘀、止痛。紫癜肾炎，加赤小豆 15g，茯苓 20g，泽泻 20g 清热、祛湿、利尿。以尿血为主，加白茅根 30g，三七 6g（冲）清热、凉血、止血；有蛋白尿，加黄芪 30g，党参 30g，或金樱子 30g，芡实 20g 益气、固精、收摄。

10. 儿科维名家赵心波经验方

组成：白茅根 12g，大生地 12g，银花 10g，丹参 6g，紫草 10g，防风 3g，牡丹皮 6g，小蓟 10g，茜草 6g，桃仁 5g。

功效：散风清热凉血。

主治：血热壅盛，兼感表邪。

方解：方中银花、防风清宣散风解毒；白茅根、生地、牡丹皮、茜草凉血止血生新；丹参、紫草、桃仁、小蓟活血散瘀清热。如果瘙痒重者，可加用芥穗、蝉蜕各6g；便血可加用地榆、槐花各6g；腹痛者加广木香、白芍、山楂各6g；关节痛者加用川牛膝、秦艽各6g，桃仁5g；久病不愈者可去散风药，加收敛之品，如牡蛎、山萸肉等。如紫癜已退，皮疹未见再起，可用芡实10g，鸡内金10g，生地12g，牡丹皮6g，赤芍6g，茅根10g，茜草10g，连翘10g。常服善后，以防复发。

赵老认为，本病的致病原因多因血热壅盛，兼感表邪，初起斑点常呈红色，且可高出皮面，手摸可有触觉，并略有痒感；而后逐渐变为深红色，形成典型的斑点。紫癜多见于下肢，出没无常，有时臀部、上肢也可见，伴关节痛、腹痛，剧者尿血、便血。舌质红，脉滑有力。

第四节　名家经验举隅

1. 国医大师周信有验案

冯某，男，17 岁，2006 年 4 月 15 日初诊。

患者 1 年多来身体乏力，两月前开始四肢不明原因出现散在性红斑、点，以双下肢较多。发病 10 余日后，在当地医院就诊，诊为过敏性紫癜、紫癜性肾炎，予以西药治疗，疗效不理想，皮肤紫癜反复出现。诊见：患者神色欠佳，皮下紫癜，以双下肢及臀部多见，色红，舌质黯红，苔薄黄，脉细数。辨证为气虚不摄，阴虚内热，络损血溢。治宜益气养阴、清热解毒、活血祛瘀、凉血消斑。

处方：黄芪 20g，生地黄 20g，元参 20g，旱莲草 20g，当归 9g，丹参 20g，牡丹皮 9g，赤芍 20g，茜草 15g，益母草 20g，泽泻 20g，紫草 20g，三七粉 4g（分冲），板蓝根 20g，土茯苓 20g，苦参 20g，槐花 20g，蝉衣 9g，浮萍 9g。

水煎服，日 1 剂。

上药 4 剂后诸症减轻，15 剂后病愈。

按：本患者除皮肤紫癜、体乏外，别无其他特殊症状，为西医之单纯型紫癜，临床上最为多见。加之舌红、脉细数，气阴两虚不难辨证。虽然该患者并无明显诱因，但根据经验，过敏性紫癜多因感受六淫、疠气等外邪而发病，而六淫之邪感于阴虚之人，易从火化，火热盛极，则为热毒，热毒伤及血络，迫血妄行，血溢脉外，外渗肌肤则发为紫癜，故治以益气养阴、清热解毒、活血祛瘀、凉血消斑之法。诸药"综合运用"，标本兼治，达到了扶正不留邪、祛邪不伤正、止血不留斑的效果，使旧血除，新血生，邪去正复，阴平阳秘，药到病除。

值得注意的是，无论过敏性紫癜还是血小板减少性紫癜都应重视活血化瘀药物的应用，虽然紫癜一病在临床上常见出血之证，但离经之血不去，新血不生会加重出血，导致恶性循环。《先醒斋医学广笔记》中指出，治疗血证"宜行血不宜止血"。现代实验研究亦证实，活血化瘀药物有扩张血管、改善微循环、降低毛细血管通透性、调节免疫之功能，并能抑制或减轻变态反应性炎性损害，防止肾脏纤维组织增生。

2. 国医大师朱良春清热凉血治疗过敏性紫癜验案

顾某，女，9 岁，学生，1979 年 12 月 15 日初诊。

患儿上月 13 日起病，腹痛甚剧，继则四肢、臀部出现淡红色圆形丘疹，其色逐渐增深，而形成紫癜，呈对称性，即去某医院治疗，诊为"过敏性紫癜"，服用泼尼松、路丁等药，有所好转，迄未痊愈。查紫癜以臀部及下肢为著，呈片状，口干欲饮。舌质红，脉弦带数。此为热蕴营分，迫血妄行，溢于肌肤之肌衄也。治宜清热凉血，师犀角地黄汤意出入。

生地黄、水牛角各 15g，牡丹皮 10g，京玄参 12g，生地榆 15g，旱莲草 12g，炙僵蚕 6g，甘草 3g。5 剂。

二诊（12 月 21 日）：药后肌衄渐止，精神亦振，口干已减。舌微红，脉小弦。营热渐清，血循常道，此佳象也。药既获效，守方继进。上方加枸杞子 10g，5 剂。

三诊（12 月 27 日）：症情稳定，血热已清，紫癜未再透布。有时头眩神倦，纳谷欠香，苔薄脉平。此邪去正虚，脾虚气弱之征。继予培益之品以调之。

潞党参 3g，枸杞子 12g，怀山药 15g，炙黄芪 8g，仙鹤草 10g，生白芍 8g，甘草 3g。6 剂。

1980 年 2 月 7 日随访：紫癜未再作，已获痊愈。

按：内热炽盛，迫血妄行型，一般以犀角地黄汤为首选之代表方。因该方是清热解毒、凉血止血、化斑散瘀的名方，朱老随症加味，屡收佳效。以水牛角代犀角，不仅价格低廉，而且疗效亦好，它既可缩短凝血时间，又能提升血小板，用于本证，殊为切合。生地黄、牡丹皮、小蓟凉血止血，其中小蓟可使出血时间明显缩短；枸杞子、旱莲草益阴止血；大黄泻热毒、行瘀血，长于止血，并有升高血小板之作用；僵蚕《别录》称其能"灭诸疮瘢痕"，用之可以促使紫癜加速消退，确有疗效。血热炽甚者，可加地榆以增强凉血止血、清热解毒之功。紫癜肾病的紫癜控制后，而肾功能未复者，仍当以益气养血之品，以益肾培本。邪去正虚，脾虚气弱者，又宜培益脾肾，以治其本。

3. 李可乌蛇荣皮汤治疗过敏性紫癜验案

张淑琴，52 岁，张矿家属，1984 年 7 月 19 日初诊。

患者过敏性紫癜 37 年。14 岁时，适值经期，正在洗头，被母追打，赤身跑出野外，遂致经断。当晚腹痛阵作，下肢出现青紫斑块多处。3 日后喝红糖生姜末，全身燥热，发际、耳、目、口、鼻、喉、前后阴痒如虫钻，发一身点、片、条状红疹而解。此后，年年不论冬夏发病 3~5 次，甚至 7~8 次不等。连生 8 胎，2 胎产后服生化汤 3 剂，竟 1 年未发。今发病 3 日，正在出疹之际，腹痛如绞，抓搔不已。视之，右腿有紫斑 4 处，左腿 2 处，脐上到胸，后背至胯，红云片片。抓耳，挠腮，揉眼，奇痒如万虫钻心，诊脉沉数，舌红边尖斑成片，苔黄。

此症之来龙去脉已清。初病经期风寒外袭，邪入血室，暗结病根。日久化热，湿热与血凝结成毒，正邪相争则病作。2 胎服生化汤，和营活血，推陈致新，契中病机，以故1年未发。今病又作，是邪有外透之机，遂因势利导处以乌蛇荣皮汤：生地黄（酒浸）、当归各30g，桂枝10g，赤芍15g，川芎、桃仁、红花各10g，牡丹皮、紫草各15g，定风丹60g，白鲜皮30g，乌蛇肉30g（蜜丸先吞），炙甘草10g，鲜生姜10片，枣10枚。10剂。

按： 方中桃红四物合桂枝汤凉血化瘀和营，牡丹皮、紫草可代犀角，更加青黛10g，共奏清营化斑之效，定风丹养血祛风，白鲜皮清化血中湿热而止奇痒，乌蛇扶正托毒治大风，加地榆30g，白蔹15g，清肠解毒敛疮，以黑芥穗、皂刺深入血络，透发伏毒，三七10g破瘀，直捣病巢。上方连服10剂，数十年痼疾竟得治愈。追访3年零7个月未复发。

4. 朱进忠教授清心泻火治疗过敏性紫癜案

耿某，男，6岁。

衄血、便血、尿血、紫斑半年。医诊过敏性紫癜。先用西药治疗4个多月，不效。继又配合中药清热凉血、凉血养阴治疗2个多月，亦不效。细察其证，鼻衄齿衄，便血尿血，全身大片紫斑，血红蛋白50g/L，面色青黄，舌苔黄燥，脉滑数有力。综合脉证，血红蛋白50g/L当见脉虚大或沉细而今反见滑数有力者，实火也。热入血分者，舌当见质红绛少苔而今反见黄燥者，病在气分，心胃实火，迫血妄行也。治宜清心泻火。

处方：黄连6g，黄芩6g，大黄4g。

服药2剂，衄血、尿血、便血俱减。

继服4剂，衄血、便血、尿血全止，精神、食欲大增，血红蛋白70g/L。

又服20剂，诸症全失，血红蛋白120g/L。愈。

按：某医云：如此重症竟敢用黄连、黄芩、大黄，且又停用其他药物而取效，吾甚不解也！答曰：为什么竟敢但用大黄、黄芩、黄连？大黄、黄连、黄芩者，仲景之泻心汤也。其所用者，"心气不足，吐血，衄血"证也。心气不足，不足者何？泻心汤者何？既云心气不足，为何又用泻心之药？经过数十年的玩味，始知当心气不足而又心胃火旺者但用微量之泻火药即可效如桴鼓也。今所治者，血红蛋白仅为50g/L可谓之虚，然又有心胃之火炽，故但予大黄、黄连、黄芩即可取效。至于为什么禁用其他任何药物，为排除各种干扰因素也。中医组方我们知道要有君臣佐使，若各药均加其内，怎么知其君臣佐使，怎么知道其相反、相恶、相杀、相畏、相须、相使，故嘱其禁用他药也。

5. 韩百灵老先生滋养阴血治疗过敏性紫癜验案

贺某，男，8岁，1982年春天初诊。

患者于半个月前，无诱因出现小腹剧烈疼痛，伴呕吐。去某大医院按胃肠病进行治疗，罔效。次日早患者上肢出现红色斑点，继而延及全身，遂往儿童医院诊治，经检查确诊为"过敏性紫癜"，未及用药患儿即出现站立不起，医生要求立即入院治疗。经过10余日的治疗，因其家属不愿意接受激素治疗，故而出院。后经本院秦某介绍，请韩老会诊，求于中药医治。来诊时，患者全身红斑虽得到控制，但面色红赤，身热瘙痒，心烦不宁，食欲不振，恶心，腹痛，大便黑色。舌红绛，苔黄而干，脉细数。实验室检查，出、凝血时间正常，血小板计数正常，嗜酸性粒细胞计数增高，毛细血管脆性试验阳性。

辨证：韩老认为，小儿乃纯阳之体，脏腑柔弱，气血未充，稍有不慎，易导致外邪侵袭而生疾病。此患儿首见热象，面色红赤，身热心烦；次见虚象，食欲不振，恶心，腹痛；舌红绛，苔黄而干，脉细数，符合虚热之征象。

治法：滋阴清热，扶脾养血。

方药：水牛角20g，连翘12g，生地黄12g，白芍15g，牡丹皮10g，知母12g，五味子12g，茯苓12g，山药15g，白术10g，炙甘草5g。5剂，水煎服。

二诊：上方之后患儿上述症状大减，舌红有津，脉细而不数。知病热已除，按原方减水牛角、牡丹皮，加党参15g。嘱其再服5剂。

日后家长告知，小孩现一切如常。韩老嘱家长，病虽痊愈，但要注意小儿的多变性，勿犯内伤饮食，更要避其外感六淫。

  按：过敏性紫癜是一种毛细血管变态反应性疾病。由于小儿脏腑稚弱，容易对某些外源性物质产生过敏反应，引起全身毛细血管壁的脆性和通透性增高而发生本病。韩老认为，本病多由素体阳盛，或阴虚血热，卫表不固，风湿客于络脉，或平素脾胃虚弱，内伤饮食，脾虚失于统摄，或运化失职，湿热内蕴，热损脉络所为。因此治疗上多予以清热凉血为先，方用水牛角、生地黄、白芍、牡丹皮、连翘；再予茯苓、山药、白术健脾养血之药，以顾后天气血生化之源；同时用知母、五味子以滋阴保津除虚热，甘草调和诸药。故而10剂药即获全胜。

6. 刘学勤教授益气摄血治疗过敏性紫癜验案

  张某，男，12岁，学生，1997年12月26日初诊。

  两个月前，从足踝关节始向上，至腰以下部位及肘节以下至腕关节出现紫红色瘀点、瘀斑，且对称，某医院确诊为"过敏性紫癜"，遂入院，经治疗症状时轻时重。现双下肢紫癜呈片状，从下向上逐渐延伸，神疲乏力，面色苍白，食欲不振，舌质淡黯，舌尖红，舌苔薄白，脉沉。血常规正常。

  中医诊断：紫斑（气不摄血）。

  西医诊断：过敏性紫癜。

  治法：益气摄血，健脾养血，凉血消瘀。

方药：归脾汤化裁。黄芪20g，当归7g，柏子仁、酸枣仁各12g，仙鹤草30g，太子参30g，远志10g，栀子炭12g，牡丹皮12g，白术9g，茯苓15g，生地炭15g，砂仁8g（后下）。3剂。水煎分2次温服，每日1剂。

1997年12月29日二诊：双下肢紫红色瘀点开始消退，饮食较前增加，上方加炙甘草6g，4剂。

1998年1月2日三诊：双下肢紫红色瘀点消净，精神饮食好，舌质淡黯，舌尖稍红，舌苔薄白，脉沉。上方再6剂。

1月9日四诊：诉两天前双下肢起两三个小米样紫红色瘀点，第二天自行消退，余无不适，舌质淡黯，舌尖稍红，舌苔薄白，脉沉，处方如下：

蝉衣12g，五灵脂12g，乌梅12g，黄芪20g，白术9g，柏子仁、酸枣仁各12g，远志10g，生地炭15g，仙鹤草30g，牡丹皮13g，栀子炭14g，砂仁8g。6剂。

1月16日五诊：饮食正常，精神好，无特殊不适，舌质淡黯，苔薄白，脉沉。上方加地榆14g，6剂。

1月23日六诊：未诉不适，舌质淡黯，舌苔薄白，脉沉。上方加当归6g。

2月27日七诊：上方连服12剂，间日1剂。精神、饮食均好，舌质淡，苔薄白，脉沉。上方再加生地炭5g，10剂。嘱患者三五日服1剂，以巩固疗效。两年后家人来诊他疾，诉未再复发。

　　按：气虚不能摄血，脾虚不能统血，以致血溢脉外，故见双下肢紫癜；气血亏虚，脏腑经络，四肢百骸失于濡养，故神疲乏力；脾气亏虚，不能运化水谷，故食欲不振；面色苍白，舌质淡黯，尖红，苔薄白，脉沉均为气血亏虚之征。方中参、芪、术大队甘温之品，补脾益气以生血，使气旺而血生；当归补血和营；茯苓、柏子仁、酸枣仁、远志宁心安神；砂仁辛散温通，理气醒脾，与大量益气健脾药配伍，复中焦运化之功，又能防大量益气补血药滋腻碍胃，使补而不滞，滋而不腻；牡丹皮凉血活血；生地炭、栀子炭清热泻火，凉血止血；仙鹤草能收涩血管，促进血小板生成，以加速凝血止血。诸药伍用，有益气摄血、健脾养血、凉血消瘀之功，使气得补，脾得健，血得摄，瘀得祛，病自愈。

7. 黄坚白清热化湿法治疗过敏性紫癜验案

　　郭某，男，24岁，清华大学机械系学生，病例号14380。治疗时间：1957年5月21日至1957年7月31日。

　　半年前下肢突发紫癜，并有全身关节酸痛及上腹部疼痛，曾在西医院皮肤科、血液科及变态反应科经皮内试验，认为系由过敏所致，为过敏性紫癜。予苯海拉明注射液治疗，3个月前紫癜消退，但下腹部及关节痛仍未完全平复，尤以膝关节为主，口干引饮，而小便黄短，食谷衰少。舌苔黏腻，脉小弦。

西医诊断：过敏性紫癜。

中医诊断：肌衄。

证型：湿热内阻，热重于湿。

立法：清热化湿。

处方：四妙散合猪苓汤加减。

制川朴，制苍术，陈皮，赤猪苓，川黄柏，黑山栀，黄芩，滑石，泽泻。

此后复诊 12 次，以本方为主，曾用生地黄、防己、木通、萆薢、杜仲、牛膝、苡仁等药出入，自 1957 年 5 月 21 日至 7 月 31 日共门诊 13 次，服药 44 剂，症状逐渐消除。初诊时对大米、玉米等均过敏，最后已能食鸡蛋、西红柿、西瓜等，并无过敏反应。

8. 沪上名家董廷瑶疏风清热法治疗过敏性紫癜验案

朱某，男，4 岁。门诊号：120247。1974 年 10 月 12 日初诊。

患儿四肢散布紫斑，西医诊断为过敏性紫癜。略有肤痒，咽喉不适，小溲较黄，大便如常，纳谷一般，脉浮，舌苔薄白稍腻。其症为风热夹湿，搏结伤络。治拟疏风清热为主，用验方金蝉脱衣汤。

处方：桂枝 18g，薏苡仁 9g，连翘 9g，金银花 9g，防风 3g，茵陈 9g，黄郁金 4.5g，蝉衣 2.4g，猪苓 6g，苍术 4.5g，赤芍 4.5g，红枣 3 枚，3 剂。

10 月 15 日二诊：病情较和，原方 2 剂。

10 月 17 日三诊：紫斑初退，无新发点，诸症均安，胃纳亦佳，脉细，舌稍红苔薄。风热已解，营阴不足。治以调和营血，兼清余邪。处方：生地黄 12g，赤芍 9g，生草 2.4g，薏苡仁 9g，银花 9g，连翘 9g，赤苓 9g，淡竹叶 6g，红枣 3 枚。4 剂药后紫斑告痊。

按：过敏性紫癜在中医辨证上有表里之不同。在风伤气卫者类于瘾疹，当疏表清宣；热燔营血者亦属发斑，当凉血清营。本例之症属于前者，故用验方金蝉脱衣汤主之。方中桂枝、防风、蝉衣解表疏风；金银花、连翘清气解热；苍术、薏苡仁、茵陈、猪苓化湿渗利；郁金、赤芍、红枣活血和营。方药于本例颇为切合，药后即获初效，随之以清热和营之剂而安。本病有不少病例运用此法都有疗效，识之以备研讨。

9. 张子维清热解毒、凉血活血法治疗过敏性紫癜验案

金某，男，25 岁，1989 年 10 月 17 日初诊。

患者于 2 个月前发现下肢有紫斑，初起只有数处，逐日增多，并出现腹痛、便血而就诊。现症：双下肢紫斑，大者如豆，小者似针尖，其色紫黯，皮色赤，稍痒，一日曾有数次便血，合并腹痛，脉象浮数有力。

中医诊断：紫癜（毒热蕴结）。

西医诊断：过敏性紫癜。

治法：清热解毒，凉血活血。

处方：金银花 20g，连翘 17g，蒲公英 30g，败酱草 30g，薏米 30g，元参 17g，牡丹皮 15g，白芍 15g，泽兰 20g，大青叶 20g，板蓝根 17g，甘草 7g。3 剂，水煎服，日 1 剂。

医嘱：清淡饮食，勿饮酒，忌食辛辣。

二诊（1989 年 10 月 20 日）：脉象较前缓和，紫斑之色变浅，腹痛已明显好转。复予原方连续服用。

三诊（1989 年 10 月 25 日）：紫癜明显减少，腹痛便血已消失。原方继用。

四诊（1989 年 11 月 5 日）：诸症消失，继服 5 剂善后。

按：紫癜虽然表现在肌肤，但其发病多与胃肠湿热、郁久发于血分有关，外感及内伤均可引发本病。治疗上以热邪为主者，当以清热解毒为主，兼以活血凉血；若久病不愈，出现气血偏虚者，当以益气摄血为主，要辨证施治。过敏性紫癜、血小板减少性紫癜等疾病均可以此为参考。

10. 段富津扶正固本治疗过敏性紫癜验案两则
案例 1

韩某，女，34 岁，1998 年 3 月 15 日初诊。

两年前于下肢发现紫斑，诊断为过敏性紫癜。经西医治疗好转，但皮肤紫斑常反复发作，迁延不愈。现四肢紫癜再次出现已 4 月余，刻下遍体皆发，紫斑色淡，遇劳则重，伴心悸，气短乏力，面色萎黄，舌质淡红，苔薄白，脉虚细。辨证为过敏性紫癜气血亏虚证。治宜健脾益气、养血活血之法。

处方：党参 20g，白术 12g，茯苓 20g，黄芪 25g，当归 15g，熟地 15g，白芍 10g，川芎 10g，甘草 15g，陈皮 10g，丹参 15g。

3 月 22 日二诊：服上方 7 剂，紫癜较前已轻，仍觉心悸，气短乏力，动则尤甚。继以益气养血、健脾养心法治之。上方加龙眼肉 15g，酸枣仁 20g，远志 10g，以补血养心。

4 月 4 日三诊：服上方 14 剂，紫癜已基本消失，状态良好。守上方继服 14 剂，巩固疗效，以防复发。半年后随访未见复发。

按：血为气之母，紫斑反复发作，气随血去，以致气血亏耗，心脾不足，气虚不能摄血，脾虚则不能统血，血溢脉外而出血，故出现以上诸症。治宜健脾益气摄血，方用八珍汤加减治疗。方中党参、黄芪健脾益气以摄血；当归、熟地、白芍养血和营；川芎、丹参行气活血；茯苓、白术健脾燥湿；陈皮健脾理气，使补而不滞。全方共奏健脾益气、养血活血之功。复诊时患者紫癜较前已轻，但觉心悸，气短乏力，动则尤甚，继以益气养血、健脾养心法治之，并酌加龙眼肉、酸枣仁、远志以补血养心安神。

案例 2

金某，男，49 岁，2001 年 7 月 13 日初诊。

患过敏性紫癜多年，反复发斑，时轻时重。现又全身皮肤发生散在瘀斑、瘀点，斑疹色黯红，伴心烦少寐，潮热盗汗，舌红苔少，脉细数。辨证为过敏性紫癜阴虚火旺证。治宜滋阴降火，宁络止血。方用大补阴丸合二至丸加减。

处方：熟地黄 20g，龟甲 20g（先煎），黄柏 15g，知母 15g，牡丹皮 15g，玄参 15g，茜草根 20g，女贞子 15g，旱莲草 15g，生甘草 10g。

7 月 20 日二诊：服上方 7 剂，发斑略少，守前方加紫草 15g，白茅根 15g，侧柏叶 10g，以增凉血止血退斑之力。7 剂，水煎服。

7 月 27 日三诊：发斑大减，脉沉不数，舌基本不红。守上方继服 7 剂。

8 月 3 日四诊：患者斑疹基本消失，但见腰酸膝软、耳鸣等肾阴不足的症状，用六味地黄丸治疗 1 个月。日后随访未见复发。

按：由于饮食劳倦，情志或房劳过度，久病伤肾，以致肾阴不足，肾精亏虚，阴虚生内热，虚火伤及血络，血溢于肌肤之间而形成紫斑。阴虚则火旺，而火旺更易伤阴，故两者互为因果，相互影响。因此，表现为时轻时重，反复发作，病情缠绵难愈。方中熟地、龟甲滋养肾阴以制虚火为主药；黄柏、知母泻相火而保真阴；旱莲草、女贞子补肝肾、益阴血；旱莲草、牡丹皮、玄参、茜草根均能凉血止血；甘草调和诸药。二诊时发斑略少，在前方基础上加紫草、白茅根、侧柏叶以增滋阴凉血、止血退斑之力。三诊时病情已得到控制，守方继服 7 剂。后期，阴虚火旺诸症基本消失，但觉腰酸膝软、耳鸣等肾阴不足症状，故用成药六味地黄丸治疗 1 个月，调理善后，巩固疗效。

第三章

三部辨证

第一节　三部与病位

一、紫癜的临床特点

基于多年临床诊治过敏性紫癜经验，观察到本病有如下临床特点。

1. 皮肤紫癜特点

仅见双下肢皮肤紫癜者和全身皮肤紫癜者。仅见双下肢皮肤紫癜，或皮损自始至终仅见双下肢，儿童多见。全身皮肤紫癜者，发病时皮肤紫癜以胸、腹、四肢，甚则全身为主要表现，成人多见，此类紫癜病因病机复杂，治疗与仅见双下肢病变者不同。

2. 肾脏损害和肾外表现特点

过敏性紫癜如果出现肾脏损害，即为紫癜性肾炎，肾脏损害表现，或见蛋白尿，或见血尿，或见蛋白尿和血尿，甚或肾功能不全。肾脏损害的病理区别与临床表现之间的关系目前无确切论述。肾外表现经临床观察，常与该病的过敏因素、病机有关。

3. 发病特点

因于外感者，起病必见上呼吸道感染的表现，如咽痛咽干、扁桃体色红肿大，或有脓性分泌物等；继而出现皮肤紫癜，甚至肾脏损害，且此类皮肤紫癜可见于全身，亦可仅见双下肢。

二、三部

据临床特点，过敏性紫癜的病位可归纳为：咽喉部、下肢、全身。①咽喉部：必见咽喉病。②下肢：皮损仅见双下肢。③全身：全身皮肤紫癜。将咽喉病、下肢病、全身病统称为"三部"，以此指导临床，可明显提高疗效。

第二节　三部与病因

过敏性紫癜常因过敏原不同而临床表现有所不同。

1. 咽喉病

"咽喉病"者，常首发上呼吸道感染，除皮肤紫癜及肾脏损害外，最明显的特征就是咽喉的红肿、疼痛，甚则糜烂。查体可见扁桃体肿大甚或可见脓性分泌物，此类患者多因细菌或病毒过敏致病，由肺及肾，其传变类似温病，由卫、气及血。此病首发于咽喉肿痛，很快出现血尿、蛋白尿。

2. 下肢病

下肢病者，紫癜仅局限于双下肢，尤以膝关节以下为甚，且此类患者以儿童多见，常常与近年来小食品增多、偏食，导致营养不良或不平衡，体内聚湿有关。我们还观察到，不少患儿常于天阴下雨时下肢出现紫癜，此为"伤于湿邪"而病。

3. 全身病

全身病者，以皮肤紫癜起病，胸背、腹腰、四肢均可见皮肤紫癜；继而出现肾脏损害。可因血热内伏营血所致，亦可与体虚复感外邪有关。

综上所述，"三部"之表现不同，与之相应的病因亦不同。

第三节　三部与病机

1. 咽喉病见咽喉痛，毒郁入血伤肾络

咽喉病者，患者发病初期必有上呼吸道感染的前驱表现。查体可见扁桃体肿大，甚或化脓。问及病史可有反复的上呼吸道感染史。辅助检查，常有血常规及尿常规异常。乃毒邪久郁，由卫、气直入营、血，由肺及肾，肾络受伤而见血尿或蛋白尿，归属中医学之热毒。

2. 下肢病见下肢斑，湿邪为病下受之

下肢病者，患者发病初期仅见双下肢皮肤紫癜，可融合成片，胸腹、腰背、上肢等部位无紫癜，无上呼吸道感染症状。此类患者每逢阴天或潮湿天气，病情易反复或加重；查体可见舌体淡胖，边有齿痕，舌苔多呈白腻甚或厚腻。根据《黄帝内经》（简称《内经》）"湿邪为病，下先受之"及"同病相求"之理论，此类患者乃湿浊郁久化热，湿热浸渍下焦血络，壅滞肾络所致，归属中医学之湿毒。

3. 全身紫斑上下病，病机复杂虚实辨

全身病者，患者发病即以全身皮肤紫癜为主，继而出现肾脏损害等。这类患者的发病，或因风邪内侵，热伏血分，内搏营血，迫血妄行所致，归属中医学之血热；或因血热不解，气血不通，复感外邪，营卫失和所致，归属中医学之营卫不和；或久病不愈，累及脾肾，正虚无力抗邪，而见紫癜反复发作，归属中医学之脾肾亏虚。

综上所述，本病病机主要概括为"热毒""湿毒""血热""营卫不和""脾胃虚损"和"肾虚不固"六个方面，应用清热解毒法、抗敏除湿法、凉血散瘀法、调和营卫法、益气健脾法、养阴补肾法六法治疗。然临证时该病病机复杂，须结合"三部"进行辨证。

第四节　三部辨证与三焦辨证异同

三部辨证的方法虽也有部位的上下之分，但与经典的三焦辨证却不尽相同。三焦之名始见《内经》，《内经》中三焦所指有二：一为六腑之一；二为人体上焦、中焦、下焦的合称。就三焦的部位而言，多数医家认为，膈以上属上焦，膈至脐属中焦，脐以下属下焦。有医家认为，头颈、四肢不属于脏腑，无涉三焦。吴鞠通进而直指心、肺居膈上属上焦，脾、胃居膈下脐上属中焦，肝、肾属下焦。故三部所指的内涵与外延相对狭隘，不同于传统所指三焦，其所对应的指导辨证方法也不尽相同。

三焦辨证为清代温病学家吴鞠通所确立，是温病辨证方法之一。其理论渊源可以上溯到《内经》《难经》，张仲景、孙思邈、刘河间等医家亦有完善。吴鞠通取法于河间，提出温病辨证必究脏腑病位，在继承《内经》按五脏辨治热病的基础上，著《温病条辨》，提出辨治温病必以三焦为纲，以三焦概五脏作为证治体系和主线来辨析温病的病位、病性、病势，确立治则治法和相应方药。吴鞠通以三焦辨病变的部位和脏腑，即在上焦属心肺，在中焦属脾胃，在下焦属肝肾。以三焦辨证候性质，在上焦为表热证或表湿热证，在中焦为里热证、里实证或里湿热证，在下焦为里虚证。所以三焦辨证的本质主要是脏腑辨证，反映出温病传变的动态规律，并体现了治疗方面的主要法则。

三部辨证的辨证思想有序，即根据临床症状定病位，疾病本质定病性，审证查因求病因，观舌切脉测病势，其本质则是将八纲辨证、卫气营血辨证和脏腑辨证融汇在一起，强调本病的病因病机，确立治法治则。

第四章

六法应用

针对过敏性紫癜的病因病机及发病规律，按"三部六法"治疗本病，常获佳效。

三部：咽喉病，下肢病，全身病。

六法：清热解毒法、抗敏除湿法、凉血散瘀法、调和营卫法、益气健脾法、养阴补肾法。

第一节　清热解毒法

清热解毒法适用于过敏性紫癜咽喉病的患者。患者除皮肤紫癜和肾脏损害外，伴有明显咽喉肿痛症状。此类患者常有反复发作的外感病史，查体可见：乳蛾充血、色红、肿大，甚则有脓性分泌物；舌质红，苔薄黄，脉多浮数。证属热毒。治以清热解毒，利咽透达。张仲景桔梗汤加味，重用甘草。可酌加金银花、蒲公英、金荞麦、玄参、麦冬等。

病案

豆某，男，9岁，2008年5月15日初诊。

患儿皮肤紫癜半年。患儿半年前因受寒后感冒，咽喉疼痛，无发热，四肢酸困，次日晚发现双膝以下皮肤散在紫斑，两侧对称。查尿检异常。曾应用激素、芦丁片、扑尔敏等治疗，效不佳。查体：咽部充血，扁桃体

I⁰肿大，全身皮肤无紫癜，舌红苔白脉滑。辅助检查：尿常规：蛋白（+++），隐血（+++）。血常规：PLT 110×10^9/L。

诊断：过敏性紫癜性肾炎。

中医辨证：热毒入血，损伤肾络。

治法：利咽解毒，透经达邪。

处方：金荞麦、紫草各30g，紫荆皮15g，木蝴蝶3g，马勃、郁金、玄参、甘草、僵蚕各10g，仙鹤草20g，蝉蜕3g，水蛭5g。

10剂，水煎取汁400mL，早晚空腹温服，日1剂。

二诊：咽部充血有所改善；尿常规：蛋白（++），潜血（++）。效不更方，继服10剂。

三诊：扁桃体较前缩小；尿常规：蛋白（++），隐血（++）。水蛭改为8g，余药同前，10剂。

四诊：咽无充血，扁桃体不大，尿常规：蛋白（-），隐血（-）。

按：紫癜伴有咽部痛，是临床常见类型。伴有咽喉疾病的紫癜性肾炎多由上呼吸道感染引起，临床除皮肤紫癜及肾脏损害表现外，必伴有咽部疼痛、咽干、扁桃体肿大甚或化脓等，此多属热毒所致。此证国医大师任继学教授论之较详，可参看《著名中医任继学经验集》。西医学认为，这类患者的发病与反复发作的扁桃体炎、化脓性扁桃体炎、扁桃体肿大、咽喉部位感染有关。中医学认为：本病多因邪毒久郁不去，浸入气液，渗入营血，由肾之经络侵犯于肾络所致。此证治疗宜早不宜晚。早治之法：病在下，取之于上，治法以利咽解毒、透经达络为主。任继学教授的经验方金荞麦、紫荆皮、马勃、木蝴蝶、郁金，时振声教授惯用的银蒲玄麦甘桔汤均效佳。在类似病症治疗时，余亦常用紫花地丁一味，此药性寒，而味辛兼苦，辛寒发散，既可走气分清热达邪，又可入血分凉营散瘀解毒，气血同治，善用者效佳。

第二节　抗敏除湿法

抗敏除湿法用于 HSPN 下病的患者。除肾脏损害外，仅见双下肢皮肤紫癜，且不伴有咽喉病变。可见紫癜密集色红，伴口苦，呕恶纳呆，大便黏腻不爽，小便淋漓涩痛，舌红，苔黄厚腻，脉见弦滑之象。证属湿毒。治以抗敏除湿，清利下焦。自拟抗敏除湿汤。该方是在三仁汤、四妙散、过敏煎的基础上加仙鹤草、紫草、鸡血藤、威灵仙而成。其中三仁汤宣上焦肺气之郁闭，以固护皮毛，畅中焦脾气，以助脾胃运化水湿邪气，渗下焦水湿之气，助肾中阳气之气化；四妙散重在清泄存积于下焦的湿热邪气；过敏煎解表散邪，益肾固本，同时清热生津抗过敏；仙鹤草、紫草凉血止血，以消紫癜及血尿；鸡血藤、威灵仙疏通经络，调畅气血。

病案 1

段某，男，10 岁。

反复双下肢紫斑半年。半年前无明显诱因出现双下肢紫斑。血常规：PLT 130×10^9/L。尿常规：蛋白（+++），隐血（+++）。应用激素、芦丁片、扑尔敏、维生素 C、葡萄糖酸钙等，紫斑消失，尿常规正常，激素减量中每遇阴雨，病情反复或加重，就诊时强的松 40mg/d。查体：神清，精神可，形体肥胖，满月脸，水牛背，心肺腹（－），双下肢膝以下皮肤紫斑，按之不褪色。余皮肤无异常。尿常规：蛋白（＋＋），隐血（＋）。舌淡胖苔白厚腻，脉滑。

诊断：过敏性紫癜性肾炎。

中医辨证：湿毒入血，损伤肾络。

治法：抗敏除湿，清利下焦。

处方：生麻黄、防风、五味子、乌梅、甘草、白豆蔻、厚朴、滑石、通草、苍术、黄柏、怀牛膝、鸡血藤、威灵仙、苦杏仁各 10g，薏苡仁 20g，半夏 12g，竹叶 6g，紫草、仙鹤草各 15g。

10 剂，水煎取汁 400mL，早晚空腹温服，日 1 剂。渐减强的松用量，于 1 周内停用，并停用其他西药。

二诊：激素减量过程中皮肤紫斑加重，但很快减少。查体：双足踝及足背散在紫斑，余症消失；尿常规：蛋白（＋），隐血（－）。效不更方，继服 10 剂。

三诊：紫斑消失，尿常规蛋白（－），隐血（－）。继服 10 剂，巩固疗效。随访至今，未再复发。

按：以双下肢皮肤紫癜为病变的过敏性紫癜性肾炎，占紫癜性肾炎的一大类人群。我们发现这一类人群在临床上有以下特点：①好发于爱食小食品的儿童。②皮肤表现仅见双下肢，尤以膝以下为多见，不伴有其他表现，如上呼吸道感染的咽痛等。③部分患者遇天阴或潮湿天气病情加重或反复。④舌苔多呈白腻，甚或厚腻。根据中医"湿邪为病，下先受之"及"同病相求"之理论，我们考虑本病以湿邪为重。结合西医学，认为过敏性紫癜肾炎是一种变态反应性疾病，故以抗敏除湿为法治疗本病。本方以三仁汤宣上，以固护皮毛而除紫癜，健脾化湿以畅中渗下以除中、下焦之湿，以利气机之恢复；四妙丸以加强清利下焦湿热之力；过敏煎（麻黄、防风、乌梅、五味子、甘草）以抗过敏。紫草、仙鹤草取其解毒之功，鸡血藤、威灵仙一气一血，调和气血，气血行，则病除。本方虽大，但为有制之师，配合严谨，切中病机，故疗效卓著。

本方对儿童以双下肢皮肤损害为主的过敏性紫癜及过敏性紫癜性肾炎有非常好的疗效。对非肾病综合征，肾脏病理检查未见新月体、弥漫增生硬化的紫癜肾炎一般不需要服用西药，若已用激素类药物者，根据用量予以减、停。在激素减、停过程中，有时皮肤改变会反复或加重，不需停中药，继续服用至自然消退。

病案 2

张某，男，5 岁 6 个月，2019 年 5 月 21 日初诊。

患儿两个月前因"上感"出现发热咽痛，后出现双下肢疼痛伴皮疹，就诊于外院，诊断为过敏性紫癜，予地塞米松、西咪替丁，自诉对百令胶囊过敏。自诉效可，为求进一步治疗，遂来我处。现症见：两天前双膝皮肤出现散在紫色斑点，抚之不碍手，压之不褪色，无身体其他部位疼痛。小便色淡黄，清亮，量少。夜休时汗多，无口干，饮水少。白天觉少，夜休正常，大便色黑，质干，2日/次。舌嫩红色黯，苔薄腻。辅助检查：血常规（2019年3月）：血细胞计数 9.67×10^{12}/L，血红蛋白 107g/L，血小板计数 396×10^9/L；24hV－TP：22.28g/L；尿蛋白五项：β_2 微球蛋白 547mg/L；尿 a_1 微量蛋白 1.66mg/L；尿常规（2019年5月13日，外院）：隐血（－），蛋白质（－）；尿常规（2019年5月18日，外院）：隐血（＋＋），酮体（＋－），蛋白（－）。

西医诊断：过敏性紫癜。

中医辨证：湿热伤络，热毒蕴结。

治法：抗敏除湿，清热解毒。

处方：乌梅5g，五味子5g，生麻黄5g，防风5g，甘草5g，麸炒苍术10g，黄柏5g，怀牛膝10g，生地黄10g，赤芍5g，炒苦杏仁5g，生薏苡仁5g，白豆蔻2g，紫草10g，牡丹皮10g。

2019年6月4日二诊：臀部皮肤反复出现对称性散在紫色斑点，抚之不碍手，压之不褪色，无身体其他部位疼痛。上牙龈红肿，夜休时汗多，无口干口苦，饮水少。纳食差，夜休正常，小便正常，大便色黑，时干时稀，1日/次。辅助检查：（2019年6月3日，外院）血常规：中性粒细胞比率41.20%，淋巴细胞计数3.52×10^9/L，血红蛋白110g/L，红细胞压积33.80%，血小板压积：0.31；尿常规（2019年6月3日，外院）：酮体（＋－）。

处方：上方加水牛角5g，桂枝10g，生白芍10g，仙鹤草10g，焦山楂5g，炒麦芽5g，炒神曲5g。

2019年7月2日三诊：紫癜未再现，新出口腔溃疡，盗汗消失，嗳气消失，无口干口苦，饮水可。纳食不佳，挑食严重，不食蔬菜，夜休一般，小便色黄，量可，大便干，如羊粪状，1日/次。舌尖红，苔薄。辅助检查：尿常规（2019年7月1日，外院）：酮体（±）；血常规：血红蛋白115g/L。

处方：上方加蜜旋覆花5g，代赭石5g，生石膏15g，细辛6g，干姜5g，黄连5g。

2019年7月16日四诊：紫癜未再现，口腔溃疡消失，盗汗消失，嗳气消失，余同前。舌尖红，苔白。辅助检查：尿常规无异常。血常规：白细胞、中性粒细胞正常，血红蛋白118g/L。继用上方加减，调理月余。

2019年8月27日七诊：患儿精神状态佳，紫癜未再现，诸症皆明显缓解。辅助检查（2019年8月26日，外院）：尿常规正常。

按：新病外感重在解毒利咽，病见下肢，病情缠绵亦为湿邪为患，故治疗当"六法活用"！患儿外感温热，病情变化符合"卫—气—营—血"规律，风热外侵，灼伤血络，且热邪迫血妄行，发为紫癜。毒热由咽循经入肾，"热在下焦则尿血"。发病前往往有上呼吸道感染的病史，以扁桃体肿大、咽后壁红赤不愈，皮肤紫癜为表现。治疗当遵温病辨证之法——"在卫汗之可也；到气才宜清气；乍入营分，犹可透热，仍转气分而解，如犀角、元参、羚羊等物是也；至入于血，则恐耗血动血，直须凉血散血，如生地黄、牡丹皮、阿胶、赤芍等物是也。若不循缓急之法，虑其动手便错耳"，以疏风散热，清解邪热为法；而又患儿病情反复，病见下肢，符合湿性缠绵，易患下肢的病理特点，故佐以抗敏除湿，清化湿热。该患者此次紫癜再次复发，病机变化，症见四肢或臀部泛发密集瘀点，舌嫩红色黯，苔薄腻。方选过敏煎。方中麻黄、防风散其邪，乌梅、五味子固其本，甘草清热解毒。方中三仁汤宣上焦肺气，畅中焦脾气，渗利下焦湿气。二诊中加用桂枝、白芍以调和营卫、活血养血，伴见面色萎黄，食纳不香者，证属脾胃虚损，治以益气健脾，加以焦山楂、炒麦芽、炒神曲各5g，水牛角、仙鹤草以解毒补虚。三诊中紫癜消退，新发口疮，兼见黑便质干，以蜜旋覆花、代赭石各5g将逆以引邪气下行，生石膏15g、黄连5g以泻心火，同时加以细辛6g、干姜5g以防药凉之弊。三诊之后，紫癜未再新发。本病是一个动态变化的过程，这是由疾病本身的特点所决定的，通过辨证施治，方可达到"一剂知，二剂已"的功效。

第三节 凉血散瘀法

凉血散瘀法用于 HSPN 上下病的患者。症见全身肌肤紫癜，可融而成片，颜色鲜红，伴高热、口渴、心烦，小便淋漓涩痛，甚则尿血，大便秘结不通，舌质红，或有瘀点或瘀斑，舌苔薄黄，脉弦滑数。证属血热。治以凉血散瘀。方选犀角地黄汤合小蓟饮子（血尿为主者效佳）。久病夹有血虚者，可选用黄芪四物汤（四物汤加黄芪）加紫草。

病案

安某，男，35 岁。

反复皮肤紫斑半年余。半年前因进食虾后出现双下肢紫斑，渐及双上肢、胸、腹、背部，色鲜红，按之不褪色。尿常规：蛋白（++），隐血（+++）。查体：全身皮肤散在紫斑，部分融合成片，色红，按之不褪色。肾脏病理：轻度系膜增生性肾炎。舌红、苔薄白，脉弦。

西医诊断：过敏性紫癜性肾炎。

中医诊断：紫癜，血热证。

治法：清热解毒，活血凉血。

处方：小蓟饮子合犀角地黄汤加减。

组成：小蓟、紫草、仙鹤草各 15g，生地黄 30g，滑石、通草、炒蒲黄、藕节炭、当归、栀子、知母、乌梅、牡丹皮、甘草各 10g，淡竹叶 3g。

10 剂，水煎取汁 400mL，早晚空腹温服，日 1 剂。

二诊：全身紫斑消退。尿常规：蛋白（＋），隐血（＋＋）。守方服药月余病愈，尿常规蛋白（－），隐血（－）。

按：发病时紫癜色红，部位多发，不伴有咽喉病变者，舌红脉弦或滑者，多因风邪内侵，热伏血分，内搏营血，迫血妄行，络伤血溢，渗于脉外，而成瘀血；或留于肌肤，积于皮下而成紫癜；或损伤肾阴，热伤肾络则小便出血。治宜清热解毒，活血凉血。方药：小蓟饮子合犀角地黄汤，重用生地凉血止血，并能行瘀。张锡纯认为，大剂生地有通血脉的作用。此证型谨守清热解毒、活血凉血之治法，临床效果显著。便干者，可加用大黄；心烦者，加黄连，或生山栀；尿蛋白者，加土茯苓、白花蛇舌草等；久病、血虚者，加当归、白芍。

第四节　调和营卫法

调和营卫法用于 HSPN 上下病的患者。症见四肢或胸腹泛发密集瘀点，可融合成片，色红或黯红，或伴瘙痒感，可伴发热、恶风、口淡、乏力、纳差等，舌淡红，苔薄，脉沉缓。证属营卫不和。治以调和营卫，活血养血。方用麻黄汤或桂枝汤，合四物汤加紫草、白鲜皮。

病案 1

李某，男，29 岁，2017 年 11 月 14 日初诊。

双侧下肢紫癜 4 年余。患者 4 年前无明显诱因出现双侧下肢紫癜，其间就诊于其他院，病情时有反复。现症见：双侧下肢多发密集紫斑，色红紫黯，双上肢及脐周散发紫斑，量少。无腹部及关节疼痛。平素无明显寒热，易汗出，动辄汗出，饮水一般，无口干、口苦，纳可，眠一般，小便泡沫多，大便正常。舌淡红，苔薄白，边有齿痕，脉弦细。既往体健，无特殊病史。2017 年 11 月 12 日外院检查：尿微量白蛋白 235.6mg/L，尿酸 483μmol/L。尿常规：蛋白（＋），隐血（＋）。

中医诊断：紫癜，下焦湿热。

西医诊断：过敏性紫癜性肾炎。

处方：清利湿热，予四妙散和过敏煎加减。

组成：麸炒苍术 10g，黄柏 10g，紫草 30g，仙鹤草 20g，水牛角 30g，荆芥 10g，荆芥炭 10g，乌梅 10g，醋五味子 10g，防风 10g。

7 剂，每天 1 剂。免煎颗粒，每次 1 格，沸水冲服，日 2 次。

依此方加减进退月余，但效不佳。后思久病肾虚，予补肾利湿法，效亦不理想，时有反复，病如前述。细思患者易汗出，但无明显寒热；细问近年来易恶风至今；尿中蛋白少量但泡沫多；熬夜加重。考虑病虽久但表证仍在，应予调和营卫；熬夜加重，有肾虚气虚表现，加之久病多瘀。遂以补肾活血、调和营卫为法，予乌蛇荣皮汤加减治疗。处方：酒乌梢蛇、赤芍、生白芍、桂枝、甘草、制何首乌、炒蒺藜、紫草、牡丹皮、炒芡实各 15g，当归、生地黄各 25g，炒桃仁、红花、川芎各 10g，威灵仙、盐补骨脂、盐菟丝子各 20g，酒山萸肉、水牛角各 30g，生黄芪 60g。服药两周后，症大减。后守方服用，获病愈。

按：本案特点：①病史久，反复紫癜长达四年。②肾病轻而皮肤紫癜重。初诊时紫癜密密麻麻，如重症牛皮癣。③劳累病情则加重。初诊时，病变在双下肢，误以为以湿热为病，但不效。又见劳累后加重，以肾虚为治，虽有效，但不理想。遂细思患者易汗出，虽无明显寒热，细问近年来出现恶风至今，考虑病虽久但表证仍在。尿中蛋白不多而小便泡沫多，亦属风象，调和营卫法不能少；熬夜加重，不耐劳累，肾虚气虚表现；久病多瘀，紫癜色红且紫黯。最后以调和营卫、益肾活血为治，四年之疾而获治愈。

本病提示：万病不可先入为主，时刻不忘辨证；注重细小表现，患者任何一个不经意的表现都可给你辨证的启示。

病案2

韩某，男，16岁，2016年10月11日初诊。

间断双下肢皮肤紫斑两年余。两年前无明显诱因出现双下肢皮肤紫斑，多处诊治疗效欠佳，经人举荐遂至我处。刻下：双下肢可见密集成片的黯红色斑点，双上肢散在黯红色斑点，抚之不碍手，压之不褪色，每逢天阴复现或加重，无腹痛及关节痛。手脚心汗出，无畏寒怕冷，饮食可，二便如常。舌质红，苔薄白，脉沉滑。查体：咽喉无红肿，肤温正常，腹部及躯干未见紫斑。辅助检查：尿常规示：尿胆原（URO）（＋）；肾功无异常。

西医诊断：过敏性紫癜（单纯皮肤型）。

中医辨证：营卫不和，风热入络。

治法：祛风通络，调和营卫。

处方：乌蛇荣皮汤加味。

组成：生地黄、当归、紫草、威灵仙、水牛角各30g，制何首乌、炒蒺藜各20g，桂枝、生白芍、麸炒苍术、黄柏、制乌梢蛇、连翘各15g，川芎、甘草各10g。14剂，1剂/日，水煎取汁400mL，早晚空腹温服。

10月25日二诊：药后紫斑消退，仍手脚心汗多，余无不适。舌质红，苔黄腻，脉沉涩。上方加紫花地丁10g，辛寒入气分，透热转气，祛邪外出。21剂，1剂/日，水煎取汁400mL，早晚空腹温服。

11月22日三诊：药后诸症均减，不慎外感后四肢紫斑复现，腹部新现，伴纳呆食少，食后腹胀，无腹痛，大便质干，便次如常，小便可。舌体胖大，舌淡红，苔微黄厚腻。尿常规：URO（+），胆红素（BIL）（+）。追查肝功及腹部B超未见异常。上方加砂仁、炒神曲、炒麦芽、焦山楂各10g，以健脾消滞。28剂。

2017年3月21日四诊：约1月后随访复诊，药后紫斑全然消退，食纳大增，但仍觉双脚发凉，余无不适。舌体胖大，边有齿痕，舌淡红，苔黄厚腻。因其瘀血致阳气不振而现恶寒等症，故原方新加桂枝茯苓丸以温经化瘀而通阳。上药服14剂后，诸症皆消，遂自行停药。前日不慎感寒而紫斑复现，舌胖大，质淡红，苔白厚腻，边有齿痕，脉沉滑。辅助检查：肝功、尿常规未见明显异常。守方新加黄芪60g入肺以补卫，走经而益营，与桂枝合用宣营卫而行瘀涩。服药两周后，症大减。继守方1月余，嘱其避风寒，远水湿，获病愈，遂大喜。

按：素为营阴郁滞、营卫不和之体，表受风寒，"寒则泣而不流"，营卫郁结加重，表气不和，里气（指营阴）更加不通，热瘀血滞，遂致紫癜复发。故首诊用乌蛇荣皮汤养血息风透络为主，合桂枝汤解肌和营卫、犀角地黄汤加味凉血荣营阴。诸药合用表解热透，故紫癜减少。首诊"舌质红，苔薄白"，服用一诊方药后，表解营分伏热外透，故"苔黄腻"。二诊佐加一味紫花地丁以增强清泄外达的伏热，但是药性总体偏于清凉，里热渐减，脾虚夹湿征象显现，故原方加砂仁、神曲、麦芽、山楂消食健脾和胃。服用三诊处方后，里热渐渐外达，脾胃逐步恢复，营卫调和，所以紫斑消退、食纳大增。因其"双脚发凉"，血虚营瘀气血不通，故再佐加桂枝茯苓丸消瘀通滞，以再理营阴，故服用后检查全部正常。后再佐加功善补气实卫、润泽肌肤的黄芪以御风邪，终收全功。

本案处方贯穿了清透营分伏热、充养表卫御风、健脾和胃增肌的治疗思想。

病案3

刘某，女，11岁5月，2016年1月26日初诊。

反复双下肢皮疹4周，复发3天。患儿4周前无明显诱因出现双下肢皮肤少量红色针尖样皮疹，扪之不碍手，压之不褪色，且进行性增多，伴腹痛，无关节痛。就诊于西安市儿童医院，查尿常规示蛋白（++），粪便常规未见明显异常，诊断为"过敏性紫癜"，住院治疗皮疹大部分消退后出院。3天前再次出现紫癜，现欲求中医诊治，遂来我处。现上半身无紫癜，大腿处仍有紫癜，时有腹痛，无关节疼痛，无畏寒恶风，三白饮食，眠可，大便干，2~3日一解，小便调。舌淡红，苔白腻，脉濡，尺弱甚。既往对膏药贴过敏。辅助检查：尿常规（2016年1月26日，本院）：蛋白（++），隐血（+），维生素C（+）。

中医诊断：紫癜（肾气不足，营卫失和）。

西医诊断：过敏性紫癜性肾炎。

处方：抗敏除湿汤和芪地固肾方加芍药甘草汤化裁。

组成：生白芍30g，甘草10g，乌梅15g，防风10g，醋五味子10g，生麻黄10g，麸炒苍术15g，黄柏10g，制何首乌15g，黄芪60g，生地黄30g，炒芡实30g，白花蛇舌草30g。

7剂，每天1剂。免煎颗粒，1格/次，2次/日，沸水冲服。

2016年2月2日复诊：家属代诉，患儿服药后紫癜全部消退，大便每日一解，余症同前，舌淡红，苔白腻，脉濡，尺弱。复查尿常规示：尿蛋白（－），隐血（＋）。前方去白芍，加仙鹤草、墨旱莲各20g，继服14剂。

2016年2月16日三诊：未见新发紫癜皮疹，舌淡红，苔白腻，脉细。查24小时尿蛋白示：144mg/24h。予二诊处方加茯苓、白术各10g，继服7剂，随访至今紫癜未再复发，尿常规、隐血均转阴。

按：本案患儿紫癜反复发作，发病即见下肢病变，既往有过敏史，诊见脉浮而细软（濡），尺部弱甚，尿常规检查可见尿中蛋白，无明显寒热偏盛之象，无脾虚纳差、乏力之候，故辨证非脾虚、血热之证，当属营卫失和，肾气不固。营卫失和则多敏易感，予抗敏除湿汤调和营卫，清利湿热；肾气不固，则见反复发作，尿中蛋白，尺脉弱甚，予芪地固肾方补益肾气，固摄精微；腹中及痛，故合用芍药甘草汤和营缓急，同时取芍药"小大黄"之意，和营通腑，缓解便秘。7剂后复诊即见疹退便通，尿蛋白转阴，效不更方，守方继服，针对尿中隐血，酌加仙鹤草、墨旱莲补虚和营，寓微观辨证"修补肾络"之意。

诊疗全程，方证相应，有是证用是药，遣方用药化裁灵活，体现了"执活法、驭活方、医活人"的中医诊疗理念。

第五节　益气健脾法

益气健脾法用于过敏性紫癜病见全身的患者。症见紫癜颜色转淡，时发时止，常因受风或劳累而反复，伴神疲懒言，气短乏力，面色萎黄，食纳不香，或脘痞腹胀，大便溏泄，舌淡嫩，苔薄白，脉细或沉弱无力。查小便常有尿隐血、尿蛋白阳性，时轻时重。本证多属脾胃虚损。治以益气健脾摄血，方选香砂六君子汤，或薯蓣丸加减。

病案

党某，男，48岁，2014年2月13日初诊。

全身皮肤紫斑反复发作15年，蛋白尿10余年。患者15年前出现全身皮肤紫斑，在当地医院诊断为过敏性紫癜，经用药后缓解。此后皮肤紫癜反复发作，诱因不明，曾因便血入住西京医院诊治，痊愈后出院。此后未再出现便血现象，但皮肤紫癜时有反复。10年前出现蛋白尿，曾多次查尿蛋白（＋＋＋），24h尿蛋白定量不详。经治多家医院，服用多种中西药，效果不理想。于2014年2月13日病情反复就诊我院。就诊时见胸、背、四肢皮肤散在紫斑，小便泡沫多，腰酸不痛，余无不适。既往无特殊病史。过敏史：过敏源不清楚。体格检查：胸、背、四肢散在紫斑，压之不褪色。腹平软，脐周无压痛，未及包块。舌红偏绛，苔薄白腻，脉濡细。2014年2月10日查：up－24：2283mg/L。尿常规：PRO（＋＋＋），RBC（＋＋＋）。血常规正常。

中医诊断：过敏性紫癜性肾炎。脾肾亏虚，气阴两虚，湿瘀阻络。

西医诊断：过敏性紫癜性肾炎。

治法：培补脾肾，益气养阴，活血利湿。

处方：六味地黄丸和六君子汤加减。

组成：黄芪60g，生地、芡实、白花蛇舌草、土茯苓各30g，山萸肉、党参、半夏各15g，山药、牡丹皮、茯苓、泽泻、炒白术、陈皮、当归、丹参各10g。21剂，水煎服。

二诊：自觉服上药后小便泡沫减少，无其他不适。但苔腻舌质仍红，上方加草果、白蔻仁各10g。21剂，水煎服。

三诊：病情稳定，皮肤紫斑未再反复。后以此方加减，渐增生地量：30g→45g→60g→75g，黄芪：60～90g。守方调治半年，up－24：133mg/L。

按：本例患者皮肤病变轻而肾病重。肾病重，虽补肾活血利湿，但见舌红偏绛，提示阴虚血凝血瘀较重，故重用生地滋阴补肾，意重在通血脉，通肾络，故取效卓著。肾病多湿邪，治肾常避地黄，因其滋腻之故，其实不然，一则历代勇于实践的大师早言地黄，尤其"生地黄大剂可通血脉"，如张锡纯、傅青主之大家。二则地黄常与利湿药同用，治疗阴虚与湿邪共存的病症，如六味地黄丸。而肾病常常肾阴虚与水湿共存，为何不用？用之有何不可？何况，临床常常有很好疗效，并未出现大家想象中的副作用。黄芪一物，培补脾胃，益气而利水，对肾病蛋白尿有很好的疗效。有专家认为，蛋白尿的泡沫因风而致，但临床用大剂黄芪能减少尿中泡沫，而用风药无此效果。因此泡沫尿是因风邪所致，还是脾虚所致，值得商榷。中医重实践，不尚空谈，应当成为一种风气。

第六节　养阴补肾法

养阴补肾法亦常用于 HSPN 病见全身的患者。症见紫癜颜色黯红，血尿、蛋白尿持续不退，伴见咽干口燥，五心烦热，腰酸膝软，或潮热盗汗，失眠多梦，舌色黯红，苔少，甚则光滑无苔，脉细数或细涩。此类患者不耐劳累，常因劳累后病情加重。证属肾虚不固。治以滋阴降火，凉血化瘀。方选六味地黄丸加减。肾气耗伤，精微不固，可见紫癜基本消退，血尿、蛋白尿时作时休，遇劳加重。治以补肾固精，自拟芪地固肾方（黄芪、生地、芡实、荆芥、白花蛇舌草、丹参）加减。

病案 1

张某，男，48 岁，陕西清涧人，2014 年 9 月 15 日初诊。

反复紫癜 30 余年，泡沫尿 9 年。患者 30 年前（1981 年）无明显诱因出现双下肢紫癜，次日全身皮肤出现紫斑、严重腹痛，关节疼痛，黑便。急从陕北送往西京医院血液科就诊，确诊为过敏性紫癜，给予强的松、环磷酰胺等药物及对症支持治疗，好转出院。此后，病情常反复。2006年1月24日病情加重，出现腹痛、关节疼痛、肾功能异常、高血压、消化道大出血、失血性休克、肺结核等并发症。病后经抗感染、激素、免疫抑制剂及输血等对症支持治疗，病情控制后出院。出院后病情稳定，一直服用黄葵胶囊、潘生丁、维生素C、消炎痛，间断静脉推注环磷酰胺等药治疗。因紫癜反复发作，为求进一步诊治特来我处就诊。刻下：神疲乏力，纳食可，睡眠佳小便少量泡沫，舌淡红黯苔薄白略腻，脉细。心率慢，49～67次／分。查尿常规：PRO（＋＋＋），RBC（＋＋＋）。既往史：高血压病史7年余，口服"苯磺酸氨氯地平5mg，qd"，血压控制稳定。辅助检查：24h尿蛋白定量：24h尿量2.2L，尿蛋白浓度：1525mg／L，蛋白定量：3355mg／24h。

中医诊断：紫癜。气阴两虚，湿热瘀阻。

西医诊断：过敏性紫癜性肾炎。

治法：益气养阴，活血利湿。

组成：黄芪90g，生地、芡实、紫草、白花蛇舌草各30g，石斛20g，桃仁、赤芍、牡丹皮、苍术、茯苓各15g，荆芥、桂枝、炒白术、砂仁、黄柏、乌梅、防风、生麻黄、醋五味子、甘草各10g。

7剂，水煎服，每日1剂。

二诊：效果明显，紫癜未见新出，皮肤紫癜大减。守此方继进15剂，未见新发，原有皮肤紫斑消失过半。

小便泡沫较前减少。

据病情加减：皮肤紫癜消失后改用经验方芪地固肾方（黄芪90g，生地、芡实、紫草、白花蛇舌草各30g，桃仁、赤芍、丹皮、茯苓、桂枝各15g）为基础治疗。因路远每次取药1月量。服用中药以来，皮肤紫癜未再出现，小便泡沫逐渐减少，24h尿蛋白定量持续减少。效果非常理想。

2015年2月9日来我院检查：24小时尿量2.00L，蛋白浓度204mg/L，24h尿蛋白408mg/24h，首次低于500mg/24h。

2015年7月13日来我院检查：24小时尿量2.1L，蛋白浓度64mg/L，24h尿蛋白134mg/24h，尿常规无异常。后多次复查小便常规及24小时尿蛋白定量均正常。

2017年5月因感冒本病反复一次，发病时皮肤紫癜较原来大有减少，24h尿蛋白定量最高1510mg/24h，继续以芪地固肾方为基础治疗，5月后检查全部正常。随访至今，未再反复。

按：本例患者病史30余年，几乎年年发作，借用患者的话："年年要给西京医院送很多钱。"本病案诊治过程、疗效真实可靠，供同行借鉴。中医学讲，久病必虚。此例患者，反复发作过敏性紫癜，并发肾炎。初诊时，神疲乏力，舌淡脉细，虚证已现。苔腻舌黯，湿瘀交结，虚实相因，缠绵难愈。故立益气养阴，利湿化瘀治法。以经验方芪地固肾方合并祝谌予抗一切过敏的过敏煎治疗，始得效力，病家与医者十分欢欣。

芪地固肾方是我本人总结的以治疗蛋白尿为主的经验方。基本药物：黄芪、生地、芡实、荆芥、白花蛇舌草、丹参。功效：益气养阴，利湿活血。本案例取效后，坚信方法正确，守方而治，加加减减，历时近年，终得治愈。在治疗过程中，我们并没有叮嘱患者饮食宜忌，但长时间未复发，不似西医医院常嘱患者食"三白食品"，即白开水、白馒头、白米饭，似乎这些食品与过敏无关，时间一久，患者常常出现营养不良之状况。本病案的最终疗效，正是病家与医者共同追求的目标，中医确实能做到。

病案 2

刘某，女，11 岁 5 月，2016 年 1 月 26 日初诊。

发现皮疹伴尿检异常 1 月。患儿约 1 月前无明显诱因出现紫癜，最初下肢有少量紫癜，继则腹痛，无关节痛。在西安市儿童医院住院治疗，当时查尿常规：蛋白（++），5 天前出院，病情恢复可，紫癜大部分消退。3 天前再次出现紫癜，现为求中药调理遂来我处。现上半身无紫癜，大腿处仍有紫癜，无腹痛，无关节疼痛，无怕冷，饮食控制可，睡眠可，大便因饮食控制较干，

2~3 天 1 次，小便正常。舌淡红，苔白腻。既往对膏药贴过敏。辅助检查：尿常规：蛋白（＋＋），隐血（＋），维生素 C（＋）（2016 年 1 月 26 日，陕西中医药大学附院）

西医诊断：过敏性紫癜性肾炎。

中医辨证：血虚阴伤，湿热伤络。

治法：益气养阴，清热利湿。

处方：生白芍30g，甘草10g，乌梅15g，防风10g，醋五味子10g，生麻黄10g，麸炒苍术15g，黄柏10g，制何首乌15g，黄芪60g，生地黄30g，炒芡实30g，白花蛇舌草30g。配合芪地固肾片。

2016 年 2 月 2 日二诊：服药后紫癜全部消退，复查尿常规，尿蛋白转阴，隐血（＋），无腹痛，无关节疼痛，无怕冷，饮食控制可，睡眠可，大小便正常。舌淡红，苔白腻。予以上方减去生白芍、甘草，加仙鹤草、墨旱莲各20g。

2016 年 2 月 16 日三诊：服药后紫癜全部消退，未再新发，无腹痛，无关节疼痛，无怕冷，饮食控制可，睡眠可，大小便正常，舌淡红，苔白腻。效不更方，加茯苓、麸炒白术各10g。

2016 年 3 月 22 日四诊：服药后紫癜未再复发，无腹痛，无关节疼痛，无怕冷，饮食控制可，大小便正常，舌淡红，苔薄白。尿蛋白定量（2016 年 3

月 21 日，本院）正常，尿常规（2016 年 3 月 19 日）：隐血（＋）。继服 7 剂，巩固疗效，随访至今，未再复发。

按：小儿肺脏娇弱，肝脾不足，外邪致病，常出现湿邪为患。病机多为过食肥甘或饮食不节等致湿气内蕴，加之外感湿邪，内外相引，浸淫血脉发为紫癜。肝阴血虚，不足以滋养筋脉，筋失血养，筋脉拘急以作痛。湿邪下驱，肾脉受损出现血尿。皮肤病变以双下肢为著，遇潮湿阴雨天气易发作，舌苔多腻。治疗以益气养阴，清热燥湿。方用芍药甘草汤、过敏煎及二妙丸合芪地固肾。方中芍药甘草汤柔肝和脾、滋液养血、缓急止痛，加二妙丸更增清利湿热之力。过敏煎方中麻黄、防风散其邪，乌梅、五味子固其本，甘草清热解毒。该患者经过住院治疗后，现紫癜大部分消退，病情已进展至后期，治疗应注重益气养阴兼顾脾肾。外邪日久耗伤正气，易伤阴动血，损及脾肾，且随着病程进展，正气愈虚，血失固摄，遂治以益气养阴，固肾摄血。方中黄芪益气健脾利水，脾健则能司统血、运化之职，血尿、水肿可消。生地黄清热凉血养阴，见舌红者尤宜。芡实益肾固精。

第五章

新方制用

第一节 抗敏除湿汤的创制及其应用

1. 方药组成

生麻黄、防风、五味子、乌梅、生甘草、白蔻仁、厚朴、滑石、通草、苍术、黄柏、牛膝、鸡血藤、威灵仙、杏仁各 10g，苡仁 20g，半夏 12g，竹叶 6g，紫草、仙鹤草各 15g。

2. 功能主治

宣肺畅中，除湿抗敏。用于饮食不洁、偏食导致的内生湿邪，或阴雨天病情反复或加重等由外感湿邪引起的过敏性紫癜、紫癜性肾炎。

3. 服用方法

上药，水煎服，日 1 剂，分早晚服用。10 天为 1 个疗程，一般治疗 1～2 个疗程，病情严重者可再服 1 个疗程。

4. 组方依据

过敏性紫癜，既往认为本病多因风邪内侵，热伏血分，内搏营血，迫血妄行，络伤血溢，渗于脉外而成瘀血；或留于肌肤，积于皮下而成紫癜；或损伤肾阴，热迫膀胱而致小便出血。对其治疗既往主要采取清热解毒，活血凉血之原则，疗效常常不满意。通过临床我们发现，本病有以下特点：①好发于儿童。②皮肤表现多以双下肢为重，约占本病十之八九，全身皮肤紫癜者不到十之一二。③部分患者遇阴天或潮湿天气病情加重或反复。④舌苔多呈白腻，甚或厚腻。根据中医学"湿邪为病，下先受之"及"同病相求"之理论，本病以湿邪为重；西医学认为，肾型过敏性紫癜是一种变态反应性疾病。结合中西医理论，本病以抗敏除湿为法治疗。

抗敏除湿汤是由三个单方组成的方剂。以三仁汤宣上，以治皮毛而除紫癜，畅中以健脾化湿，渗下以除下焦之湿；四妙丸以加强清利下焦湿热之力；过敏煎（麻黄、防风、乌梅、五味子、甘草）以抗过敏。至于紫草、仙鹤草取其凉血解毒之功，鸡血藤、威灵仙一气一血，调和气血，气血行，则病除。本方虽大，但为有制之师，配合严谨，切中病机，故疗效卓著。

5. 临证应用

本方对儿童以双下肢皮肤损害为主的过敏性紫癜、过敏性紫癜性肾炎有非常好的疗效。一般不需要服用西药，若已用激素类药物者，根据用量予以减、停。在激素减、停过程中，有时皮肤紫癜会加重，不需停药，继续服用中药，症状会逐渐消退。尿中红细胞下降不明显时，方中加用活血通络的药物，可明显提高疗效。

第二节　芪地固肾方的创制及其应用

芪地固肾方，我也称之为"新六味地黄方"。

1. 方药组成

黄芪60～120～200g，生地黄或熟地黄30g，芡实30g，荆芥10g，白花蛇舌草30～60g，丹参15～30g。

2. 功能主治

培补脾肾，益气养阴，利湿活血。用于脾肾不足、气阴两虚、水湿瘀络所致水肿、腰痛、头晕、神疲乏力。适用于各种急、慢性肾炎，肾病综合征所致的以气阴两虚为主，兼有湿浊瘀阻证的蛋白尿、水肿。

3. 服用方法

上药，水煎服，日1剂。取效至尿蛋白少量后改服丸药。

4. 组方依据

本方最早用于特发性膜性肾病的治疗。特发性膜性肾病以水肿、大量蛋白尿为特征性临床表现，属中医学"水肿""尿浊"范畴。虚实病机贯穿于本病的整个过程。本病虚在脾肾亏损（精微物质——蛋白质大量丢失）。脾气不升，精微下泄；肾失封藏，精微外漏均可致大量蛋白尿。蛋白尿日久会加重肾精亏虚。临床可见膜性肾病多伴有腰酸肢软、五心烦热、口干喜饮等肾精不足的外在表现。本病实在水湿、湿热、血瘀共存。由于脾气虚弱运化无力，水湿内停；肾虚主水失职，水液内停外泛而见颜面肢体水肿、胸水、腹水等。水湿蕴久化热，以及应用激素均致湿热内生；气虚血行无力，且水不利则为血，均可致瘀血内生。患者会出现高脂血症、血液黏稠度增加。膜性肾病是肾病综合征极易出现血栓、栓塞等并发症的病理类型。

大量蛋白尿是特发性膜性肾病发生发展的关键，低蛋白血症、高脂血症、血液高凝状态等均次于大量蛋白尿，因此，治疗关键应着眼于大量蛋白尿。基于对特发性膜性肾病病机的认识，对本病的治疗，我们提出培、补、固、宣、清、通六法并治，即运用"培补固宣清通法"治疗特发性膜性肾病，并根据多年经验自拟芪地固肾方治疗特发性膜性肾病。

方中黄芪培土制水，生地黄补肾填精，共为君药；臣以芡实固摄精微，与黄芪、生地黄同治蛋白尿；佐以白花蛇舌草清热利湿，丹参通利血脉；使以荆芥宣肺，以利气机，下病治上。诸药相合，符合原发性肾病综合征膜性肾病的病机特点，临床使用，效果显著。

5. 临证应用

此方不仅治疗原发性肾病综合征膜性肾病效果显

著，临床使用发现，此方治疗其他肾病如过敏性紫癜性肾炎、血管炎等所致蛋白尿效果亦佳。

临证使用时，若水肿重，重用黄芪 100～120g，不必加用其他利尿药（包括西药利尿药），消肿作用明显。舌质红，不论舌苔腻或不腻，生地黄均可使用，舌红较重，可加大生地黄用量。中焦虚寒，可改用熟地黄，或合用理中汤。荆芥不必量大，风药轻用走上焦，宣肺畅下，起提壶揭盖之用。瘀血重可合并桂枝茯苓丸。芡实不可或缺，与黄芪、生地黄相配，针对蛋白尿有标本兼治之功，固涩肾精，减少蛋白泄漏有很好效果。湿热重，可加大白花蛇舌草量，或合并土茯苓一起使用。

第三节　仲景薯蓣丸及其应用

薯蓣丸，源自张仲景《金匮要略》。

1. 方药组成

薯蓣30g，当归、桂枝、神曲、生地黄、大豆黄卷各10g，甘草28g，人参7g，川芎、芍药、白术、麦门冬、杏仁、防风各6g，柴胡、桔梗、茯苓各5g，阿胶7g，干姜3g，白蔹2g，大枣10g。

2. 功能主治

扶正祛邪，攻补兼施。用于难治性过敏性紫癜，皮肤紫癜反复发作，或遇劳加重或反复。

3. 服用方法

上药，可水煎服，日一剂。亦可为水丸，或颗粒剂，或为膏剂。若久服，功效更佳。

4. 组方依据

紫癜反复发作，或遇劳而发，久而不得愈，中医学均归于虚劳论治。仲景薯蓣丸专为"虚劳，诸不足，风气百疾"而设。仲景治虚劳，首重中焦脾胃。难治性过敏性紫癜，常使医生局限于局部思考，很难想及他脏。考之临床，本病患者常伴有神疲乏力，饮食不香，腹胀纳差。又因病情反复，心情不畅，多有失眠焦虑；又常因失治误治，变生他疾。仲景治疗虚劳病代表方薯蓣丸，方中有芍药、桂枝、姜、大枣、甘草之小建中汤，人参、白术、茯苓、甘草补益脾胃之四君子汤，此类方药组成，体现了仲景甘温补健中气的治疗思想。薯蓣丸方补阳而不辛热，养阴而不滋腻，活血又不破血，清热但不苦寒，祛风又不开破，补扶不忘疏通，药量轻重有别，守中兼顾四脏，符合难治性过敏性紫癜的临床实际，用之治疗难治性过敏性紫癜常获佳效。

5. 临证应用

薯蓣丸用于治疗难治性过敏性紫癜。临床以反复发作为特点，紫癜色淡黯，遇劳则发。

第六章

用药心悟

治疗紫癜的药物很多，各家有各家的经验。今选本人使用比较有经验的9味药物加以论述。它们来源于临床，希望有益于读者。未选者不等于不用，临证在于理、法、方、药融会贯通，不在一方一药。

第一节　解毒类

一、蒲公英

蒲公英首次记载于唐·《新修本草》，别名蒲公草、婆婆丁、黄花地丁，长于清热解毒、消肿散结、利湿通淋，主要用于治疗各种痈肿疔疮和湿热黄疸。蒲公英的功效在古籍中多有记载，例如《本草经疏》中说："解热凉血之要药。"《滇南本草》谓："发散疮痈，解疮毒肿痛。"

李盼盼等在任献青治疗过敏性紫癜血热妄行证用药经验研究中运用到蒲公英，清热凉血常用配伍为牡丹皮－生地黄－蒲公英、紫草－忍冬藤－生地黄，活血化瘀常用配伍为黄芩－蒲公英－忍冬藤－生地黄－丹参，对于血热型紫癜的疗效显著。

张秀云在犀角地黄汤加减治疗过敏性紫癜肾炎28

例中，本着以清热解毒、凉血活血的治疗法则，加减配伍羚羊角、三七粉、蒲公英、生地、赤芍、连翘、栀子、地丁、石韦、丹参、当归，其中蒲公英、地丁、连翘清热解毒，减轻紫癜性肾炎的相关症状。

蒲公英具有广泛的生物活性，主要集中在抑菌、抗炎、利尿、抗过敏、抗血栓等方面。大量研究证实，蒲公英具有显著的抗炎活性。

杨超等对蒲公英挥发油进行提取和分析，结果显示，蒲公英萃取物中含有亚麻酸等 26 种挥发油成分。抗炎活性实验证实，蒲公英的挥发油成分通过抑制、阻断炎症因子释放而发挥其抗炎作用。

张建锋等通过随机数字表达法将大鼠分为四组，结果显示蒲公英提取物具有降低血清和肺泡灌洗液中 TNF $-\alpha$、IL -6、IL -1β、IL -8 和 MCP -1 表达的作用，从而降低肺部炎症，这说明蒲公英具有明显的抗感染之效。

陈娇娜等采取随机数字表法分为两组，分别予以头孢克洛缓释片和蒲公英胶囊、头孢克洛缓释片联合治疗。结果显示治疗后两组 C 反应蛋白水平、白细胞计数低于治疗前，且观察组低于对照组（$P < 0.05$）。两组不良反应发生率对比，观察组 4.76% 较对照组 19.05% 低（$P < 0.05$）。这说明蒲公英可以降低炎症水平，疗效显著。

程瑶等研究证实，蒲公英甾醇可以通过调节 p38 和 ERK 1/2 MAPKs 的磷酸化水平抑制 i NOS 和 COX－2 的表达，从而发挥体外抗炎作用。

ParkChungMu 等探究了两种蒲公英多糖 TOP 1 与 TOP 2 抗炎抗氧化作用，得出 TOP 2 能抑制 NO 与 i NOS 含量，而 TOP 1 未显示出抑制作用，2 种蒲公英多糖都可以抑制 TNF－α 含量，而对 PGE2 和 COX－2 无明显作用。

候京玲等建立二甲苯致小鼠耳郭肿胀模型筛选出蒲公英的抗炎成分，研究发现，蒲公英抗炎成分对白细胞向炎症聚集、纤维组织增生具有抑制作用。这说明蒲公英对急慢性炎症均具有良好的抑制作用。

二、金荞麦

金荞麦别名俗称苦荞麦、天荞麦，味酸、苦，性寒。归肺、胃、肝经。功能：清热解毒，活血消痈，祛风除湿。主治：肺痈，肺热咳喘，咽喉肿痛，痢疾，风湿痹证，跌打损伤，痈肿疮毒，蛇虫咬伤。临床多用于肺脓疡、麻疹肺炎、扁桃体周围脓肿。

梁冰在《梁冰教授经验集锦：五十载诊治血液病经验》运用到金荞麦配合其他药物加减治疗因呼吸道感染诱发的过敏性紫癜。患者初诊伴有咽痛、扁桃体肿大，给予金荞麦、连翘和蝉蜕等药物加减治疗行清热解毒之功；二诊患者仍有外感症状，下肢散在皮肤紫癜，前方去蝉蜕等药物，继续运用金荞麦等清热药物治疗；三诊咽痛、扁桃体肿大等外感症状消失，下肢存在陈旧性紫斑，前方去金荞麦等药。说明金荞麦具有缓解因外感引起的过敏性紫癜相关症状。

现代研究证实，金荞麦中含有芦丁成分，芦丁成分具有降低毛细血管通透性、增强毛细血管韧性、防止血细胞聚集、抗炎抗过敏的作用。例如董自波在应用血清药理学方法观察金荞麦片拮抗组胺引起的离体豚鼠回肠收缩作用中，对豚鼠予以金荞麦片进行试验，得出金荞麦片能拮抗组胺引起的离体豚鼠回肠肌收缩反应，表明金荞麦片具有受体阻断作用，能够进行抗过敏治疗。赵烨等探讨复方芦丁片联合泮托拉唑治疗过敏性紫癜的效果分析中采用随机分组法，比较两组疗效、紫癜消失时间等，结果显示紫癜消失时间、腹痛消失时间及住院时间均短于对照组，表明复方芦丁片联合泮托拉唑治疗过敏性紫癜疗效佳，不良反应率低，值得推广。杨晖等得出芦丁片可以有效提高 HSP 患者的皮损消退，显著降低紫癜性肾炎患者体内的 IgA 水平。

闫泉香在苦荞麦黄酮的抗缺血作用研究中，实验结果显示，予以苦荞麦黄酮后可对抗夹闭肾动脉引起的肌酐升高和白蛋白减少，能够保护肾功能；同时尿量明显增加。

《本草纲目拾遗》中记载"治喉闭，喉风喉毒，治白法。"临床上常与蝉衣、白僵蚕、木蝴蝶等配伍，共奏清热软坚、清利咽喉之功，可以用于治疗扁桃体炎、咽炎等，具有抗炎抗感染之效。张丽蓉等在金荞麦片治疗儿童呼吸道感染 46 例中采用随机分组法，分为治疗组与观察组。治疗组予以金荞麦片口服治疗，观察组给予先锋霉素治疗。结果显示，应用金荞麦片治疗儿童呼吸道感染疗效与先锋霉素的疗效相等，而儿童上呼吸道感染多为病毒性，说明金荞麦片具有一定的抗病毒作用，在临床应用中尚未发现有明显的毒副作用，且使用方便，儿童易于接受，因而是治疗呼吸道感染的良药。

三、白花蛇舌草

白花蛇舌草，味苦、淡，性寒。归肝、胆、胃、肠经。功能：具有清热解毒、活血止痛、利尿消肿之功效。主治：痈肿疮毒，咽喉肿痛，肺热咳喘，癥瘕积聚，热淋涩痛，尤善治疗各种类型炎症。常用于治疗病兼咽喉病变的过敏性紫癜和湿热证紫癜性肾炎血尿和蛋白尿。用量宜大，30～60g。

现代药理研究证实，白花蛇舌草是具有抗肿瘤、抗菌、抗炎、抗氧化、增强机体免疫等作用。现已有研究表明，白花蛇舌草有效抗炎活性成分包括黄酮类、萜类、苯丙素类、蒽醌类、甾醇类等，但对其抗炎机制的研究并不完善，多与免疫系统的调节有关，主要包括刺激淋巴细胞和巨噬细胞的增殖作用。白花蛇舌草的抗炎机制目前的最新研究主要集中在：核转录因子（nucleartranscriptionfactor - κB，NF - κB）通路、5 - 脂氧合酶（5 - lipoxygenase，5 - LOX）通路、Toll 样受体 4（Toll - likereceptors4，TLR4）/NF - κB 通路、丝分裂原活化蛋白激酶（mitogen - activatedproteinkinase，MAPK）通路。白花蛇舌草的抗炎机制研究很多，研究发现，抗炎作用主要与免疫系统的调节有关。本品可促进淋巴细胞和巨噬细胞的增殖，抑制中性粒细胞的活性，提高机体嗜酸性粒细胞的吞噬能力，从而产生相应的细胞因子，调节机体免疫，达到抗炎的效果。

第二节　凉血类

一、紫草

《雷公炮制药性解》曰："紫草，味苦，性寒，无毒，入心、小肠二经。主心腹邪气、胀满作痛、痈肿诸毒，除五疸，利九窍，通水道，小儿血热痘疮尤为要剂。"紫草可用于血热毒盛，斑疹紫黑，麻疹不透，疮疡等症，血溢于胃肠则见腹痛，溢于关节则见关节肿痛，溢于肾络则见尿血。皮肤紫癜及各种出血消失之后，离经之血即为"瘀血"，以瘀血阻滞为突出表现。当瘀血阻滞消失之后，体内尚有伏热致血分不宁，每致紫癜复发。丁樱临床多从"风""热""虚""瘀"四方面论治过敏性紫癜，以紫草加减清热凉血、活血化瘀有良效，同时也可对过敏性紫癜引起的关节痛、腹痛有良好的效果。紫草方中紫草与茜草、仙鹤草、荆芥、苍术、伸筋草等合用可凉血活血，解毒透疹，行气止痛。尹蔚萍等通过观察研究80例小儿过敏性紫癜患者提出中药内服结合紫草方外用熏洗对治疗小儿皮疹反复，关节痛有较好的治疗效果。

现代中药药理研究中紫草有抗炎作用，紫草素能降低毛细血管通透性，抑制局部水肿，对炎症急性渗出期的血管通透性增高、渗出、水肿及增殖期炎症均有拮抗作用。张志发结合临床经验和现代药理，自拟紫蝉抗敏汤对治疗小儿过敏性紫癜行之有效。王玲玲等观察研究 60 例过敏性紫癜患者，根据紫草的现代药理作用，紫草清癜汤在一定程度上能抑制过敏性紫癜患者机体免疫功能的紊乱、体液免疫功能的亢进，有一定的抗过敏、抗变态反应作用，能减轻黏膜、组织的水肿，使相应的临床症状得到缓解。紫草含紫草素、乙酰紫草素等，其中紫草素具有抗肿瘤、免疫调节及抗炎等药理作用。邱成英等通过紫草素对紫癜性肾炎大鼠肾脏的保护作用实验研究得出，紫草素对小鼠草酸钙肾结石有保护作用，因紫草素的萘醌结构使其具有高效的自由基清除活性，可能通过抗氧自由基的作用减少草酸钙对肾小管的破坏，并减缓其扩张程度，从而抑制草酸钙结石的形成，对肾脏起到保护作用。李加宁通过对 56 例过敏性紫癜患者的临床观察证实，紫草中乙酰紫草素对心脏有明显的兴奋作用，能促进血液循环，提高机体免疫能力，有明显的抗过敏性作用。

二、水牛角

水牛角与犀角作用相似，水牛角是犀角较好的药用替代品。《神农本草经》原文："牛角䚡，下闭血瘀血疼痛，女人带下血。髓，补中，填骨髓。久服增年。胆，可丸药。水牛角气微腥，味微咸，脾胃虚寒不宜用。归心，肝，胃经。可清热凉血，泻火解毒，定惊。"《陆川本草》中记载水牛角可以"凉血解毒，止衄。治热病昏迷，麻痘斑疹，吐血，衄血，血热，溺赤"。犀角地黄汤以水牛角为君药，《医方集解》中言："犀角地黄汤治伤寒胃火热盛，吐血、衄血、嗽血、便血，蓄血如狂，漱水不欲咽，及阳毒发斑。"过敏性紫癜的皮肤表现以皮肤青紫瘀斑、压之不褪色为主要特征，多由时邪、热毒外侵，热入血分，血热妄行，外溢肌肤所致，故以清热凉血解毒为主要治则；血溢脉外成瘀，兼以凉血化瘀之法。故选用犀角地黄汤以奏清热解毒、凉血化瘀之功。若有消化道、关节及肾脏损害等症状，加用其相应的药物标本兼治，多方兼顾，效果更佳。

现代药理研究证实，水牛角具有兴奋垂体-肾上腺皮质系统、抗炎、增强单核-巨噬细胞系统功能、增加血小板数量、缩短凝血时间、降低毛细血管通透性等作用。水牛角含有胆甾醇、氨基酸、蛋白质及钙，与犀牛角药理作用相近，临床中重用、先煎水牛角，临证加减化裁，可治疗多种皮肤病。临床研究证实，水牛角能缩短小鼠出血时间，降低毛细血管通透性。水牛角粉含有17种氨基酸，且具有明显缩短出血时间的作用。水牛角粉有抑制免疫反应的作用，特别是能使血小板上升至正常值。临床研究证实，水牛角粉升高血小板的作用，主要是通过抑制血小板相关抗体的产生，达到治疗目的。王俊荣等观察研究水牛角合强的松治疗35例难治性特发性血小板减少性紫癜患者，得出水牛角粉不仅有升高血小板的作用，而且效果巩固，不易复发，与强地松合用有协调作用。韩世荣等用《备急千金要方》犀角地黄汤随证加减治疗过敏性紫癜60例，疗效明显。康景华在犀角地黄汤中以水牛角代犀牛角为主药加减紫癜，发现此方既有激素样作用（但无激素副作用），又具有抗炎、抗病毒、抗过敏、止血、提高机体免疫力等多方面作用。用犀角地黄汤加减治疗不但效果好，而且避免了用肾上腺皮质激素治疗出现的副作用和病情反复，体现了中医药治疗的优势。

三、生地黄

生地黄味甘，性寒。归心、肝、肾经。尤适用于热入营血分所致的营阴受损、出血证（血热型）、阴虚证。《本草衍义》云："凉血补血，补益肾水真阴不足。"《药性赋》云："其用有四：凉心火之血热，泻脾土之湿热，止鼻中之衄热，除五心之烦热。"具有滋阴补肾、养血补血、凉血的功效。主治热病舌绛烦渴，阴虚内热，骨蒸劳热，内热消渴，吐血，衄血，发斑发疹。

现代药理研究证实，生地黄具有止血、促进肾上腺皮质激素合成、对抗糖皮质激素对垂体－肾上腺皮质系统的抑制、抗炎、抗过敏等作用。研究人员采用生地黄煎剂对脓毒症患者血小板及凝血功能的影响，研究结果证实，应用单味生地黄煎剂后，脓毒症患者的血小板及凝血功能指标明显改善，表明生地黄可以抗血小板聚集。生地黄临床应用范围较广，可用于内分泌、神经、免疫、风湿、皮肤等方面。常用于血热证皮肤紫癜和阴虚性紫癜性肾炎，但见舌质红者，效果良好。如果中焦虚寒，可合并理中汤；或改用熟地黄，用量需大，一般30g，未见不良反应。量小反见滋腻，效差。

第三节　其他类

一、黄芪

黄芪始载于《神农本草经》："味甘，微温，主痈疽，久败疮，排脓止痛，大风、癞疾，五痔、鼠瘘，补虚，小儿百病。"黄芪一直为历代临床医家所推崇和重用。黄芪有3大功效：①益气（固表、敛汗、固脱、补肺脾之气）之功，治疗气虚、气陷、气脱，便血崩漏。②利水之功，治疗水肿。③托疮之功效。治疗痈疽难溃，久溃不敛。用于紫癜治疗有以下三个方面：

1. 黄芪益气防感冒

黄芪的益气之功大家很熟悉。与炒白术、防风组成玉屏风散，治疗因感冒而使紫癜反复者。玉屏风散有很好的预防感冒作用，使用后感冒次数减少，程度减轻，儿童使用效果更明显。蒲辅周、岳美中先生都非常推崇玉屏风散的。

2. 培补固控蛋白尿

黄芪与生地黄、芡实治疗紫癜性肾炎蛋白尿。紫癜性肾炎多以肾病综合征为表现。肾病综合征的中医病因病机基本达成共识，认为多属本虚标实，正虚脾肾受损是本，水湿、湿热等邪实是标。大量蛋白尿是紫癜性肾炎肾病综合征发病及进展的关键，采用培、补、固三法治之，黄芪培土以升举，生地黄补肾以封藏，芡实固肾以防漏，标本兼治以解决本病的关键问题。黄芪用量 60～120g，生地黄 15～60g，芡实 15～45g。三药配伍，标本兼治，治疗紫癜性肾炎蛋白尿效果良好。

3. 量大利水消肾肿

黄芪利水消肿，可单用，亦可复方使用。

单味使用受《冷庐医话》启发。清·陆以湉的《冷庐医话》记载："海宁许珊林观察链，精医理，官平度洲时。幕友杜某之戚王某，山阴人，夏秋间，忽患肿胀，自顶至踵，大倍常时，气喘声嘶，大小便不通，危在旦夕，因求观察诊之。令用生黄芪四两，糯米一酒钟，煎一大碗，用小匙逐渐呷服，服至盏许，气喘稍平，即于一时间服尽，移时小便大通，溺器更易三次，肿亦稍消。""谓此方治验多人。"

我后用大剂生黄芪单味水煎治疗多种水肿，既安全又效佳，遂创制"独芪汤"。方药组成：生黄芪 100～200～250g。功能主治：益气利水。用于因气虚所致各种水肿。如特发性、肾源性、肝源性、心源性、内分泌源性水肿，均有良效。服用方法：单味生黄芪水煎服，日一剂。或取免煎颗粒剂，开水融化后冲服。黄芪注射液是大家非常熟悉的中成药，大剂使用，有利水消肿作用，也很安全。黄芪复方治水肿，最早见于《金匮要略》防己黄芪汤。《金匮要略》："风湿脉浮身重，汗出恶风者，防己黄芪汤主之。"《金匮要略·水气病脉证并治第十四》："风水脉浮身重，汗出恶风者，防己黄芪汤主之，腹痛者加芍药。"本人用大剂量黄芪100～150g与益母草90～120g配伍治疗特发性水肿，疗效显著。创制的芪地固肾方，遇高度水肿患者，方中重用生黄芪亦有很好的利尿消肿作用，且不必配伍其他利尿中药。

二、芡实

芡实味甘、涩，性平。归脾、肾经。功能：益肾固精，补脾止泻，除湿止带。主治：用于遗精滑精，遗尿尿频，脾虚久泻，白浊，带下。《本草新编》："芡实不特益精，且能涩精，补肾至妙药也。"

现代药理研究证实，芡实具有滋养、滋润及收敛等作用。芡实补中祛湿，性又不燥，药食两用。常用于治疗紫癜性肾炎大量蛋白尿，以固摄肾精，减少尿蛋白，是肾病治疗中非常重要的方法之一。

三、荆芥

　　荆芥味辛，性微温。归肺、肝经。功能：生用祛风解表，透发麻疹。炒用入血，可以止血。主治：感冒风寒，发热恶寒，无汗，头痛，身痛；亦可用于鼻出血，便血，崩漏。其茎叶有解暑、发汗发热、防治中暑、口臭、胸闷及小便不利等作用，也可用于急性肠胃炎。

　　荆芥常用于过敏性紫癜皮肤病变伴有瘙痒者，也用于紫癜性肾炎高度水肿和大量蛋白尿患者。一般不单用，单用效差。复方中与利尿剂、补气利水药同用，起到下病治上、提壶揭盖的作用。用量要轻，重则不宣。

　　现代药理研究证实，荆芥可影响凝血系统及纤溶系统的活性、影响血小板聚集率、影响血液黏度。研究发现，荆芥提取物可刺激小鼠外部血液凝固系统并激活纤维蛋白原系统，使其尾部出血和肝出血时间变短，从而起到止血作用。荆芥提取物可通过抑制丝裂原活化蛋白激酶（MAPK）/蛋白激酶B（Akt）信号通路，从而发挥止血作用。此外，荆芥穗炭品及其乙酸乙酯提取物可通过影响大鼠的内、外源性凝血系统而发挥止血作用。杨福双等对《苏沈良方》中酒剂应用进行分析，其中有荆芥酒或荆芥汤配合天麻在治疗风气不顺、赤点瘾疹症的介绍，主要因为荆芥和酒的药性相辅相成，开泄腠理，逐邪外出，祛风透疹。

参考文献

［1］ SaulsburyFT. Clinical update. Henoch – Schönlein Purpura ［J］. Lancet. 2007, 369 (9566)：976 – 978.

［2］ Sharma, S. , Chandrasekaran, V. , Krishnamurthy, S. , Mekala, S. , & Mahadevan, S. . Koebner's Phenomenon in Childhood Henoch – Schönlein Purpura：A Report of Two Cases［J］. Pediatric dermatology. 2016,33(4)：e249 – 251.

［3］ 艾瑞克. 免疫肾脏病学 ［M］. 沈阳：辽宁科学技术出版社, 2016.

［4］ 张阳辉. 过敏性紫癜的首次发作和多次发作与肺炎支原体感染的相关性探析 ［J］. 当代医药论丛, 2016, 14 (1)：137 – 138.

［5］ 吴春蕾, 樊忠民, 夏正坤, 等. 血管紧张素原基因多态性与儿童过敏性紫癜及紫癜性肾炎的关系［J］. 临床儿科杂志, 2009, 27 (4)：314 – 316.

［6］ Tang, C. , Scaramangas – Plumley, D. , etal. A Case of Henoch – Schönlein Purpura Associated with RotavirusInfec – tioninan elderly Asian Maleand Review of the Literature［J］. AmJ CaseRep. 2017,18：136 – 142.

［7］王海燕. 肾脏病学［M］.2 版. 北京: 人民卫生出版社, 1996.

［8］王志梅, 王岩. 过敏性紫癜的病因分析［J］. 中国中西医结合儿科学, 2019, 11（1）: 41 -44.

［9］王海燕. 肾脏病学［M］.3 版. 北京: 人民卫生出版社, 2008: 1379 -1381.

［10］关广聚. 继发性肾脏病学［M］. 北京: 人民卫生出版社, 2013: 207 -210.

［11］Amoli MM. Thomson W, Hajeer AH, et al. HLA ~ B35 association with nephritis in Henoch – Schönlein pur – pura［J］. RheumatoU. 2002,29(5):948 –949.

［12］Chave T, Neal C, Camp R. Henoch – Schönlein purpura following hepatitis B vaccination［J］. Dermatolog Treat. 2003, 14（3）: 179 -181.

［13］Cioc AM, Sedmak DD, Nuovo GJ, et al. Parvovirus B19 associated adult Henoch – Schönlein purpura［J］. Cutan Pathol. 2002,29(10):602 –607.

［14］Gershoni – Baruch R, Broza Y, Brik R. Prevalence and significance of mutations in the familial Mediterranean fever gene in Henoch – Schönlein purpura［J］. Pediatr. 2003,143(5):658 –661.

［15］Novak J, Csiki Z, Sebesi J, et al. Elevated level of Heli – cobacter pylor antibodies in Henoch – Schönlein purpura[J]. Orv HetiU. 2003, 144(6):263 – 267.

[16] Phillip HA Lee, Richard LG. The vascular He-noch – Schönlein purpura, Williams Hematology. 7th ed. [M]. New Youk: McGraw – Hill Company. 1860 – 1861.

[17] Shaw G, Ronda N, Bevan JS, et al. ANCA of IgA class correlate with disease activity in adult Henoch – Schonlein purpura [J]. Nephrol Dial Transplant. 1992, 7: 123.

[18] 徐虹, 郭慕依, 盛芳芸, 等. 紫癜性肾炎的临床病理分析 [J]. 中华肾脏病杂志, 1991, 7: 290.

[19] Goldstein AR, White RHR, Akuse R, et al. Long – term follow – up of childhood Henoch – Schonlein nephritis [J]. Lancet, 1992, 339: 280. 46.

[20] Fogazzi GB, Pasquali S, Moriggi M, et al. Iqng – term outcome of Hendch – Schonlein nephritis in the adult [J]. Clin Nephrol. 1989, 31:60.

[21] 刘伏有, 孙林. 临床肾脏病学 [M]. 北京: 人民卫生出版社, 2019.

[22] Frank T. Saulsbury, M. D., Department of Pe-diatrics. Henoch – Schönlein purpura [J]. Current Opinion in Rheumatology. 2001, 40: 37 – 39.

[23] Xing Q, Wang B, Su H, et al. Elevated Th17 cells are accompanied by FoxP3 + Treg cells decrease in

patients with lupus nephritis ［J］. Rheumatol Int. 2012, 32（32）：949 – 958.

［24］Lina C, Conghua W, Nan L, et al. Combined Treatment of Etanercept and MTX Reverses Th1/Th2, Th17/Treg Imbalance in Patients with Rheumatoid Arthritis ［J］. Clin Immunol. 2011, 31（4）：596 – 605.

［25］Se Jin Park, Jin – Soon Suh, Jun Ho Lee, Jung Won Lee, Seong Heon Kim, Kyoung Hee Han, Jae Il Shin. Advances in our understanding of the pathogenesis of He-noch – Scho nlein purpura and the bimplications for mprov-ing its diagnosis ［J］. Expert Rev. Clin. Immunol. 2013, 9（12）:1227 – 1228.

［26］许天友，罗芳. 过敏性紫癜小儿 CD23 的表达及意义 ［J］. 中国当代儿科杂志，2010, 12（1）：69 – 70.

［27］孙典清，柳尧花. 过敏性紫癜与免疫 ［J］. 中国误诊学杂志，2003, 3（2）：203 – 204.

［28］Se Jin Park, Jin – Soon Suh, Jun Ho Lee, Jung Won Lee, Seong Heon Kim, Kyoung Hee Han, Jae Il Shin. Advances in our understanding of the pathogenesis of Henoch – Scho nlein purpura and the bimplications for mproving its diagnosis ［J］. Expert Rev. Clin. Immunol. 2013, 9（12）：1225 – 1226.

［29］ NARCHI H. Risk of long term renal impairment and duration of follow up recommended for Henoch – Schnlein purpura with normal or minimal urinary findings：A systematic review ［J］. Arch Dis Child. 2005，90（9）：916 – 920.

［30］ 朱进华，刘佳，杨俊伟. 紫癜性肾炎的肾脏病理表现中国临床医学［J］. 中国临床医院，2009，16（5）：791 – 793.

［31］ HiroyukiKomatsu，Shouichi Fujimoto，Norishige Yoshikawa，etal. Clinical manifestations of Henoch – Schönlein purpura nephritis and IgA nephropathy：comparative analysis of data from the Japan Renal Biopsy Registry （J – RBR） ［J］. Clinical and Experimental Nephrology. 2016，20：552 – 556.

［32］ Coop R，M azz ucco L，C agnoli A，et al. Long – term prognosis of Henoch – Schönlein purpura in adults and child ren［J］. Neph rol Dial T rans plan t. 1997，12：2277 – 2283.

［33］ 符庆瑛，贺发贵，孙铁忠，等. 儿童紫癜性肾炎临床病理特征及治疗转归分析［J］. 中国中西医结合肾病杂志，2016，17（7）：609 – 611.

［34］ Timothy J. Poterucha，David A. Wetter，Joseph P. Grande，etal. A retrospective comparison of skin and renal direct immunoflfluorescence fifindings in patients with glomerulonephritis in adult Henoch – Schonlein purpura [J] . Journal of Cutaneous Pathology. 2014, 41: 582 – 587.

[35] Fengying Wang, Lusheng Huang, Hangyun Tang, etal. Significance of glomerular fibrinogen in children with Henoch Schönlein purpura nephritis [J] . italian journal of pediatrics. 2018, 44 (97): 1 – 7.

[36] 程江, 宋晓翔, 王丽峰, 等. 过敏性紫癜性肾炎患儿免疫病理类型与临床、病理的相关性 [J] . 实用儿科临床杂志, 2009, 24 (22): 1746 – 1748.

[37] 邹万忠. 肾活检病理学 [M] . 北京: 北京大学医学出版社, 2009.

[38] 紫癜性肾炎的诊断与治疗（草案）[J] . 中国实用儿科杂志, 2003, 18 (3): 189.

[39] 中华医学会儿科学分会肾脏学组紫癜性肾炎诊治循证指南 (2016) [J] . 中华儿科杂志, 2017, 55 (9): 647 – 651.

[40] 王新良, 戎赞华. 紫癜性肾炎的诊断与治疗 [J] . 实用儿童临床杂志, 2011, 26 (17): 1381 – 1384.

[41] Mills JA, Michel BA, Bloch DA, Calabrese LH, Hunder GG, Arend WP, et al. The American College of Rheumatology 1990 criteria for the classifification of vasculitis [J] . Arthritis Rheum. 1990, 33 (8): 1114 – 1121.

［42］ Hetland LE, Susrud KS, Lindahl KH et al. Henoch – Schönlein Purpura：A Literature Review ［J］. Acta Derm Venereol. 2017, 97（10）：1160 – 1166.

［43］邢二庆, 郭艳芳. 过敏性紫癜诊疗研究进展 ［J］. 医学综述, 2014, 20（19）：3536 – 3539.

［44］Chang WL, Yang YH, Wang LC, et al. Renal manifestations in Henoch – Schnlein purpura：a 10 – year clinical study ［J］. Pediatric Nephrology. 2005, 20（9）：1269 – 1272.

［45］杨静, 周飞红, 黄萌, 等. 山莨菪碱治疗单纯型过敏性紫癜临床疗效观察 ［J］. 中国皮肤性病学杂志, 2007,（7）：410.

［46］杨霁云. 小儿过敏性紫癜性肾炎诊治中的几个问题 ［J］. 肾脏病与透析肾移植杂志, 2004, 13（2）：147.

［47］吴志华, 郭红卫. 过敏性紫癜治疗进展［J］. 皮肤病与性病, 2010,（3）14.

［48］Lamireau T, Rebouissoux L, Hehunstre JP. Intravenous immunoglobulin therapy for severe digestive manifestations of Henoch – Schonlein purpura ［J］. Acta Paediatrica. 2001, 90（9）：1081.

［49］Wortmann Saskia B, Fiselier Theo J W, Van De Kar Nicole C A J, et al. Refractory severe intestinal vasculitis due to Henoch – Schonlein purpura: successful treatment with plasmapheresis ［J］. Acta Paediatrica. 2006, 95 (5): 622.

［50］ Coppo R, Andrulli S, Amore A, et al. Predictors of outcome in Henoch – Schonlein nephritis in children and adults ［J］. American Journal of Kidney Diseases the Official Journal of the National Kidney Foundation. 2006, 47 (6): 993.

［51］ 董德兴. 糖皮质激素治疗小儿过敏性紫癜消化道出血的系统性评价 ［J］. 中外医学研究, 2015, 13 (11): 59 – 60.

［52］ Shin JI, Park JM, Kim JH, et al. Factors affecting histological regression of crescentic Henoch – Schnlein nephritis in children ［J］. Pediatric Nephrology. 2006, 21 (1): 54 – 59.

［53］ Shenoy M, Bradbury MG, Lewis MA, et al. Outcome of Henoch – Schönlein purpura nephritis treated with long – term immunosuppression ［J］. Pediatric Nephrology. 2007, 22 (10): 1717 – 1722.

［54］ Shin JI, Park JM, Shin YH, et al. Can azathioprine and steroids alter the progression of severe Henoch – Schnlein nephritis in children? ［J］. Pediatric Nephrology. 2005, 20 (8): 1087 – 1092.

［55］Shin JI, Park JM, Shin YH, et al. Cyclosporin A therapy for severe Henoch - Schnlein nephritis with nephrotic syndrome ［J］. Pediatric Nephrology. 2005, 20 (8): 1093 - 1097.

［56］刘志红, 黎磊石. 过敏性紫癜性肾炎的治疗 ［J］. 肾脏病与透析肾移植杂志, 2004, 13 (2): 146 - 147.

［57］刘晓玲, 吕志玲, 赖彩珍, 等. 西咪替丁联合潘生丁对小儿过敏性紫癜的治疗作用研究 ［J］. 中国现代药物应用, 2019, 13 (15): 123 - 124.

［58］Kawasaki Y, Suzuki J, Nozawa R, et al. Efficacy of methylprednisolone and urokinase pulse therapy for severe Henoch - Schnlein nephritis［J］. Pediatrics. 2003, 111 (4): 785 - 789.

［59］高英, 郭在培. 过敏性紫癜的治疗 ［J］. 临床皮肤科杂志, 2008, 37 (6): 409 - 411.

［60］Wu, S. - H., Liao, P. - Y., Chen, X. - Q., Yin, P. - L., & Dong, L. (2014). Add - on therapy with montelukast in the treatment of Henoch - Schönlein purpura ［J］. Pediatrics International. 56(3), 315 - 322.

［61］Kawasaki Y, Suzuki J, Murai M, et al. Plasmapheresis therapy for rapidly progressive Henoch - Schnlein nephritis［J］. Pediatric Nephrology. 2004, 19(8):

920 – 923.

［61］吴玉斌，赵晶莹. 重症过敏性紫癜及紫癜性肾炎的治疗进展［J］. 中国中西医结合儿科学，2010，2（4）：291 – 293.

［62］何敏，黄燕萍，廉国利，等. 血液灌流治疗儿童过敏性紫癜疗效的 Meta 分析［J］. 中国妇幼健康研究，2016，27（1）：10 – 13.

［63］张建平，解福平，龙一成. 雷公藤多甙治疗儿童过敏性紫癜性肾炎的临床探讨［J］. 医学临床研究，2006，23（6）：952 – 953.

［64］朱春华，黄松明. 紫癜性肾炎诊治循证指南（2016）［J］. 中华儿科杂志，2017，55（9）：647 – 651.

［65］何盾，吴兰芳，陈立华，等. 激素联合免疫抑制剂对紫癜性肾炎患儿血清白介素16和18水平的影响［J］. 中国现代医学杂志，2017，27（8）：47 – 50.

［66］Yusuke Tanaka. Effects of Cyclophosphamide Pulse Therapy on the Clinical and Histopathological Findings, Particularly Crescent Formation, in a Patient with A-dult – onset Steroid – refractory Henoch – Schönlein Purpura Nephritis［J］. Intern Med. 2015，54：2207 – 2211.

［67］陈实功.《外科正宗》［M］. 北京：中国医药科技出版社，2011：258.

［68］吴谦.《医宗金鉴》［M］. 北京：中医古籍

出版社，1995：894－895.

［68］谢观.《中国医学大辞典》［M］.北京：中国中医药出版社，1994.

［69］欧阳恒，杨志波.新编中医皮肤病学［M］.北京：人民军医出版社，2007：406.

［70］曾悦，张君.儿童过敏性紫癜的古籍文献统计研究［J］.中医药信息，2010，27（5）：124－128.

［71］王维.凉血消斑散治疗血热妄行型葡萄疫（过敏性紫癜）的临床观察［D］.长春中医药大学，2015，4.

［72］王清发，彭幼娟."葡萄疫"刍议［J］.中医杂志，1989，（2）：33.

［73］徐宜厚，王保方，张赛英.皮肤病中医诊疗学［M］.北京：人民卫生出版社，2000.

［74］江育仁.《中医儿科学》［M］.上海：上海科学技术出版社，1986：130.

［75］刘弼臣.《中医儿科学》［M］.北京：学苑出版社，1995：237.

［76］明洪武抄本.《金匮要略方》［M］.上海：上海科学技术文献出版社，2011：249.

［77］朱丹溪.《丹溪心法》［M］.北京：人民卫生出版社，2017：47.

［78］巢元方.《诸病源候论》［M］.太原：山西

科学技术出版社，2015：320.

[79] 朱丹溪.《丹溪手镜》[M].北京：人民卫生出版社，1958：27.

[80] 徐娜.过敏性紫癜古文献探究[J].中医儿科杂志，2012，8（6）：56-58.

[81] 孟繁东.过敏性紫癜的中医辨治研讨——附50例临床病例总结[D].北京中医药大学，2005，4.

[82] 王怀隐.太平圣惠方[M].北京：人民卫生出版社，1958：2665-2666.

[83] 许叔微.普济方[M].上海：上海科学技术出版社，1959：39.

[84] 王肯堂.证治准绳[M].上海：上海科学技术出版社，1984：365-366.

[85] 李梴.医学入门[M].北京：中国中医药出版社，1999：339.

[86] 郭诚勋.证治针经[M].北京：中国中医药出版社，2010：53.

[87] 何威逊.过敏性紫癜肾炎的临床与病理[J].中国实用儿科杂志，2001，16（4）：196.

[88] 邵启峰，尹亚东，刘书红.过敏性紫癜对应中医病名辨析——《中医外科学》"葡萄疫"命名商榷[J].中医临床研究，2014，6（12）：89-90+92.

[89] 秦景明.《幼科金针》[M].太原：山西高

校联合出版社，1996：40.

　　［90］陶华.《伤寒六书》［M］.北京：人民卫生出版社，1990：100－101.

　　［91］北京市卫生局编.《儿科诊疗常规》［M］.北京：中国协和医科大学出版社，2002.